乡村医学系列丛书

# 现代基层医院医务人员标准化服务规范

主编　巩守平　王胜昱

中国出版集团有限公司

世界图书出版公司
西安　北京　上海　广州

图书在版编目（CIP）数据

现代基层医院医务人员标准化服务规范 / 巩守平，王胜昱主编 . -- 西安 : 世界图书出版西安有限公司，2024. 12. --（乡村医学系列丛书）. -- ISBN 978-7-5232-1875-4

Ⅰ . R192-65

中国国家版本馆 CIP 数据核字第 2024C47Q27 号

| | |
|---|---|
| 书　　名 | 现代基层医院医务人员标准化服务规范<br>XIANDAI JICENG YIYUAN YIWURENYUAN BIAOZHUNHUA FUWU GUIFAN |
| 主　　编 | 巩守平　王胜昱 |
| 责任编辑 | 王　锐　王　娜 |
| 装帧设计 | 新纪元文化传播 |
| 出版发行 | 世界图书出版西安有限公司 |
| 地　　址 | 西安市雁塔区曲江新区汇新路 355 号 |
| 邮　　编 | 710061 |
| 电　　话 | 029-87285817　029-87285793（市场营销部）<br>029-87234767（总编办） |
| 网　　址 | http://www.wpcxa.com |
| 邮　　箱 | xast@wpcxa.com |
| 经　　销 | 全国各地新华书店 |
| 印　　刷 | 陕西华彩本色印务有限公司 |
| 开　　本 | 787 mm × 1092 mm　1/16 |
| 印　　张 | 5.75 |
| 字　　数 | 129 千字 |
| 版　　次 | 2024 年 12 月第 1 版 |
| 印　　次 | 2024 年 12 月第 1 次印刷 |
| 国际书号 | ISBN 978-7-5232-1875-4 |
| 定　　价 | 59.00 元 |

# 编 委 会

# 前　言 PREFACE

随着医疗改革的推进，医护礼仪愈发受到人们的重视。良好的医务工作人员形象，不仅能稳定患者的心态，还能激发患者对美好生活的向往之情。所以规范医务人员的行为、加强医务人员的礼仪修养、提高医务人员的素质、塑造医务人员的良好形象，已成为日常医疗工作中不可或缺的环节。同时，基层医疗服务是医疗体系的基础，其为民众提供基本的医疗服务，满足民众的基本医疗需求。在乡村振兴的背景下，加强基层医疗服务的重要性更加凸显，使民众在家门口就能享受到便捷、高效的医疗服务。通过加强基层医疗服务体系建设，可以提高民众的健康水平，促进乡村经济的发展和社会稳定。

综上所述，将优质基层医疗服务和标准化医疗服务规范相结合已是提高患者就医满意度的切实有效手段。

标准化服务规范确保了医疗服务的连续性和稳定性，能够让患者在各个医院享受相同水平的服务，减少因为服务差异导致的误解和不满。标准化服务规范也有助于提升医疗质量，包括医师、护士等医务人员的工作规范，与患者的沟通规范，病程的记录规范等，从而确保了医疗服务的专业性和准确性，提高了医疗效率。而基层医疗服务在医疗体系中同样也具有不可替代的作用。它不仅是满足民众基本医疗需求的重要保障，也是预防疾病、降低医疗成本、促进医疗事业发展和助力乡村振兴的重要途径。因此，我们应该高度重视基层医疗服务的发展，加大投入力度，提高服务质量和管理水平，为民众提供更加优质、便捷、高效的医疗服务。

为了更好地统一基层医疗服务质量及服务标准，推进同质化建设，让医务人员有据可依，特编写《现代基层医院医务人员标准化服务规范》。

本书在编写过程中，参考了 SGS 集团（原为“瑞士通用公证行”）颁布的《Qualicert 医疗机构服务认证标准》，从员工职业规范、医疗服务标准、护理服务标准、医技服务标准、支持保障服务标准五个方面对标准化服务规范进行了详细地说明，有助于推动基层医疗服务的可持续发展。通过不断完善和优化服务规范，提升自身的竞争力，从而实现基层医院长期、稳定的发展。

最后，感谢所有参与本书编写和审校的专家和同仁们，感谢他们的辛勤付出和无私奉献。同时，也感谢全体医务工作者对本书的信任和支持，希望本书能够为他们提供有益的帮助。本书内容难免存在不足之处，恳请广大读者批评指正，以便日臻完善。

冯宁平　王胜昱

2024 年 8 月

# 目　　录 CONTENTS

# 第一章 员工职业规范

## 一 职业道德规范

### 1 执业（助理）医师

（1）救死扶伤，爱岗敬业：以“救死扶伤、治病救人”为己任，不谋私利，不畏风险，不辞辛劳，千方百计为患者解除病痛，把维护患者生命、增进人类健康作为崇高职责；遇到危重患者，须尽力施救，不得以任何理由延误抢救时机；发生差错事故要及时报告，自觉维护患者利益；保持病案材料、统计资料的原始性、真实性和科学性。

（2）遵纪守法，规范行为：自觉遵守《中华人民共和国执业医师法》等医疗卫生管理法律法规及规章。严格执行各项医疗制度和技术操作规程，规范检查，规范用药，因病施治，极端负责，提高医疗质量，防范医疗事故。

（3）尊重患者，关爱生命：对待患者不分民族、职业、外貌、地位，一视同仁。不随意将医者的意志强加于患者，实施医疗行为应以尊重患者人格为前提。

（4）尊重同事，平等相处：在医疗活动中，临床各科室间和同部门上下级医师要顾大局、识大体。一切以患者利益为重，互相配合，取人之长，补己之短，团结协作，合力共事。

（5）仪表端庄，举止文明：着装整齐，举止文明，态度热情、和蔼，语言亲切、文明。主动关心和体贴患者，主动与家属联系，沟通有问必答，不讲忌语。

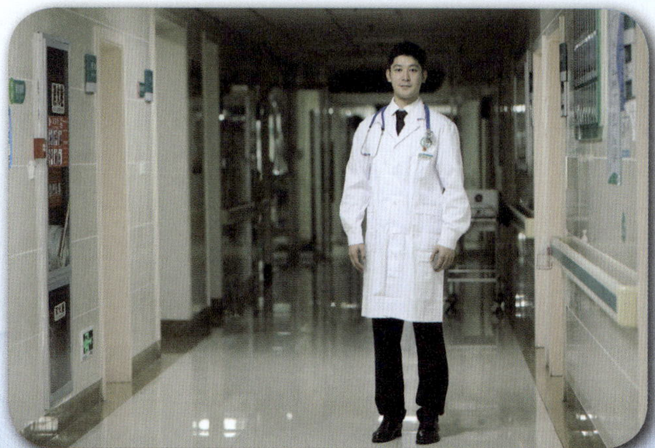

（6）医术求精，慎言守密：虚心好学，刻苦钻研，不断更新知识结构，努力提高技术水平；坚持合理检查、合理治疗、合理用药，维护患者的各种利益；严格执行保护性医疗制度，向患者和家属告知病情时，使用规范性语言。

（7）遵纪守法，廉洁行医：坚持依法行医，清正廉洁。不以医谋私，不收受、索取患者钱物，不接受吃请或馈赠，拒收红包。

## 2 执业护士

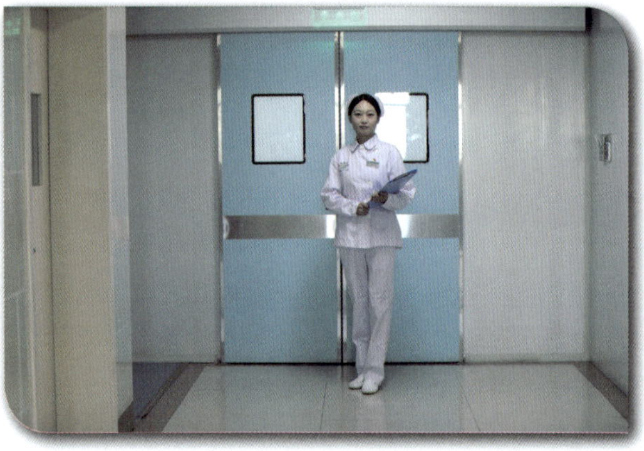

（1）忠于职守，患者第一：热爱护理职业，尊重患者的生命价值和人格，尊重患者平等就医的权利，一视同仁。任何情况下，不以各种手段轻视或侮辱患者。

（2）勤奋学习，精益求精：对技术精益求精，及时更新知识结构。在不断学习护理专业知识的基础上，积极运用心理学、社会学、美学、伦理学等相关学科知识，做好护理工作。

（3）热情体贴，认真负责：做好基础护理和心理护理，注意运用语言激励，给患者以精神上的安慰和支持，帮助患者保持治疗、康复中所需的良好心理状况。

（4）互尊互助，团结协作：与医、技、工等同事相互尊重、互相帮助，团结协作地完成各项医疗任务。

（5）仪表端庄，慎独守密：言行稳重，服装整洁，主动热情。不论有无监督，不做有损患者利益的事，保护患者隐私。

（6）遵章守纪，廉洁行护：坚持依法行护，清正廉洁。不以护谋私，不收受、索取患者钱物，不接受吃请或馈赠，拒收红包。

## 3 医技人员

（1）面向一线，主动配合，保证临床需要，满足患者需求。

（2）以准确、及时、安全为原则，严格遵守操作规程，为临床提供科学数据。

（3）仪表端庄，举止大方，坚守岗位，热情接待患者。检查前，向患者详细交代检查注意事项；检查时，耐心细致，避免差错；检查后，认真登记检查结果，及时出具检查报告，缩短患者诊疗时间。

（4）作风严谨，一丝不苟，认真履行职责。廉洁从业，不谋私利，自觉抵制各种不正当行为，杜绝商业贿赂。

（5）药剂人员应严格执行药品采购、管理和销售制度，不以工作之便谋私利；严格执行查对制度，向患者告知药物用法；做好毒、麻、精类药品的使用和管理。加强临床合理用药指导。

（6）检验人员遇急诊检验时应随叫随到，并及时报告检测结果；严格执行核对制度、消毒隔离操作规程及一次性医疗用品的使用规范；合理使用标本，避免重复采样；采集标本时，要告知患者取报告的时间和地点；准确书写检测报告并按时出具；对结论有异议的报告要复查验证，对可以佐证和明确临床难以确诊的检测结果，应及时提醒临床医师注意；坚持原则、尊重科学、实事求是，不徇私情伪造报告。

（7）放射人员在诊疗中要提高准确率，防止误诊、漏诊。加强对患者特别是儿童的防护；严格执行核对制度，坚持集体阅片会诊制，出具报告应及时、准确 ；检查结束后，主动告知患者取报告的时间和地点。

## 4 行政管理人员

（1）大公无私、严于律己、勇于创新。牢固树立以患者为中心，以质量为核心的服务理念，热心为临床一线服务。

（2）熟练掌握本职业务，认真负责，真抓实干，做到反映问题准确，决策问题科学，解决问题及时，讲求工作实效，提高工作效率。

（3）善于听取和吸纳不同意见，做好部门间的协调和管理，坚持照章办事，不徇私情，做好思想教育工作。

（4）密切联系群众，文明礼貌，以诚待人，不弄虚作假，尊重人才、尊重知识，勇于开展批评与自我批评。

## 5 后勤保障人员

（1）爱岗敬业，树立为患者服务、为职工服务的思想，工作尽职尽责。

（2）熟练掌握业务技能，严格执行各项工作制度和技术常规，文明生产、文明操作，工作认真细致、准确及时，坚持下送、下修、下收，及时解决临床一线的需求。

（3）勤俭节约，严格执行财务、物资管理、食品卫生等法律法规及规章制度，认真履行岗位职责，遵守劳动纪律。

（4）爱护公物，廉洁奉公，不拿公物送人情。严格执行消毒隔离，污水、污物处理规定，保持医院清洁优美的环境和优良秩序。

（5）互尊互助、团结协作，主动与临床及职能部门沟通，同事间相互尊重、互相帮助。

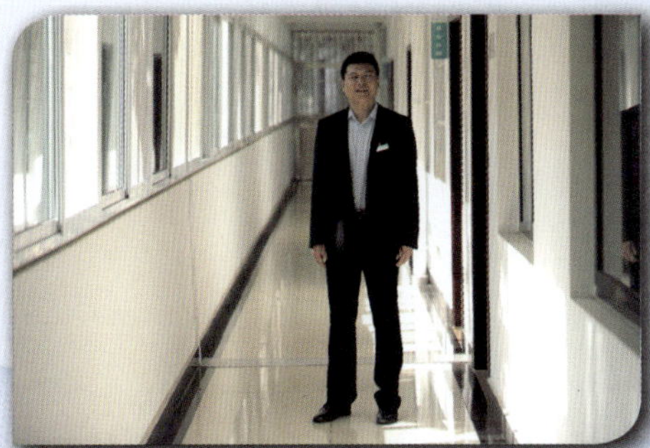

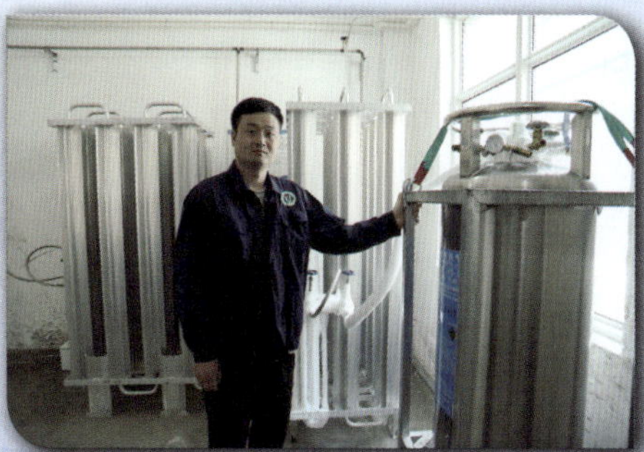

## 6 窗口科室

### 1）导诊台

（1）仪表端庄，佩戴胸牌，准时上岗。

（2）热情主动接待患者，礼貌待人，使用规范化服务用语，有问必答，耐心做好解释工作。

（3）经常巡视大厅，引导患者挂号、候诊、检查。

（4）主动为老年、残疾人等患者服务，为行动不便者提供推车、轮椅服务或搀扶到诊室就诊，合理安排，优先检查。

### 2）挂号、门诊及住院收费处

（1）准时打开工作窗口，佩戴党徽、工牌上岗。态度和蔼，语言文明，服务热情。

（2）耐心解答患者询问，对初诊、老年或无文化基础的患者，指导或代为填写相关信息。

（3）收费标准明码标价，备足零钱，不拒收大票或分币，唱收唱付。

（4）遵守财务纪律，收款及时上缴财务。

（5）挂号服务窗口患者等候时间≤ 10 分钟。

### 3）门、急诊，住院药房

（1）准时开窗，挂牌上岗。态度和蔼，语言文明，服务热情。

（2）认真履行岗位职责，严格执行“四查十对”（查处方，对科别、姓名、年龄；查药品，对药名、规格、数量、标签；查配伍禁忌，对药品性状、用法用量；查用药合理性，对临床诊断）。交代清楚服法和剂量，耐心解答患者的咨询或疑问。

（3）严格按规定调剂配方，自觉抵制“以物代药”等不正之风。

（4）取药窗口患者等候时间≤ 10 分钟。

### 4）急诊科

（1）坚守岗位，保持良好的应急状态。认真执行首诊负责制，有关科室紧密配合，保证急、危重患者抢救工作的顺利进行。

（2）严格执行急诊工作制度和危重症抢救操作规程，做到治疗及时有效，对留观患者按时巡视，严密细心观察输液、给氧及病情变化，发现问题及时采取措施。

（3）对患者有高度的责任感和同情心，态度和蔼，语言文明，服务主动热情，有问必答，为患者排忧解难。对遇意外事故无家属陪同的患者应尽早设法通知患者家属。

遇重大意外事故，应立即向当地卫生行政和有关部门报告。

（4）抢救设备、设施齐备并完好。急救物品完好率100%。抢救药品、物品定期检查，更换补充，保证抢救工作可以随时展开。

（5）建立急诊、入院、手术的“绿色通道”。院内急会诊到位时间≤10分钟。急诊留观时间平均≤48小时。

#### 5）食堂

（1）立足本职，面向临床，全心全意为患者和职工服务。认真贯彻《中华人民共和国食品卫生法》，保证食品卫生与质量，避免肠道传染病和食物中毒事故发生。

（2）加强成本核算和财务管理，精打细算，降低成本，合理定价。

（3）态度和蔼，热情服务，增加饮食品种，保证治疗饮食。做到订餐、送餐到患者床头，保证热菜、热饭。定期下病房听取患者意见，不断改进工作，提高患者就餐率和满意度。

（4）根据患者需求，开展特色服务。合理安排就餐时间，落实保暖措施。保证室内外整齐清洁，做到无蝇、无鼠、无蟑螂。

## 二　礼仪规范

### 1　仪容

（1）男员工：鬓角不盖过耳部，头发前额不触及眉眼，脑后不触及后衣领，不剃光头，不留长发；剃净胡须，及时修剪鼻毛。

（2）女员工：可着淡妆，头发梳理整齐，可以束发或盘发，发不遮脸，前刘海不遮眉眼；护士需将头发盘于脑后，佩戴护士帽。

### 2　仪表

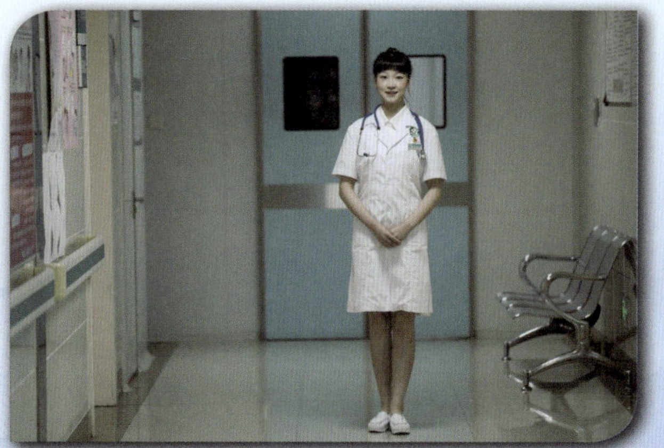

（1）衣帽整洁，着合身、无破损的工作服，纽扣扣齐，内衣不外露；工作帽固定良好，无偏斜；不着工作装到诊疗区外的公共场所；佩戴胸卡于胸前左上方，姓名、照片无遮掩。

（2）工作服衣袖、裤管不得卷起。男性医务人员着有领上衣和长裤，提倡打领带，不得穿休闲短裤及凉鞋、拖鞋。女性医务人员着裙装时，裙长不得超出工作服下沿，不得穿低开领、超短裙及过分暴露的服装，应穿低跟、防滑、大小合适的鞋；工作期间不允许佩戴装饰性耳环、手链、手镯及脚链；杜绝长指甲及涂抹有色甲油。

（3）行政后勤人员统一佩戴工作牌。有配工作服的人员，上班期间必须按要求着统一、整洁的工作服。未配工作服的人员，要求着装干净、整洁、无破损，男性提倡打领带，穿有领上衣、长裤和皮鞋，不得穿休闲短裤、无领衫、凉鞋和拖鞋；女性提倡穿职业装，不得穿低开领、超短裙及过分暴露的服装，不得穿拖鞋。

### 3 语言

（1）语言朴素、明确、精炼，语调亲切，充分体现主动、热情、礼貌、谦虚的态度。

（2）根据不同年龄的患者，使用礼貌用语。例如，“您好”“谢谢”“对不起”“不客气”“没关系”“请稍等”“再见”等，禁用“哎”“喂”等不礼貌用语代做称呼。

（3）患者就诊时，应主动打招呼，做到有问必答，百问不厌。不应漫不经心、态度冷淡，严禁粗言粗语、高声喊叫。服务做到“三声”，即来有迎声，问有答声，走有送声。

### 4 态度

（1）精神饱满，微笑自然，举止端庄，态度和蔼。

（2）征求患者意见或与患者对话时，态度要诚恳，向患者解释时要耐心、细致。

（3）随时注意患者思想、情绪变化，信赖、尊重、理解患者，多做解释、说明、安慰等工作。对思想负担较重或拒绝治疗的患者，要及时逐级汇报。

（4）患者如有不礼貌言行或提出不合理要求时，不得与患者争辩、争吵、顶撞，或以教训、斥责的口吻对待患者，应冷静、理智地向患者讲清道理，必要时请领导出面解决。

（5）工作中出现差错时，需向患者道歉并及时纠正，同时逐级汇报。

（6）接待患者时不对其打哈欠、打喷嚏、挠头、挖耳鼻等。不得当面或背后议论和嘲笑患者、同事。

## 三 接听电话规范

（1）使用普通话，热情温柔，语速适中。

（2）电话铃响，应尽快接听。铃声响 3 次前接起，如果超过 3 次才接，应说：“抱歉，让您久等了，有什么需要帮忙的吗？”

（3）拿起电话，首先问候对方，然后自报科室与姓名：“您好，我是 ×× 科室的 ××，请问您找哪一位？”

（4）对来电需求应提供解决方案，待对方挂机后再挂机。

（5）来电寻找科室员工或患者时，应说：“请稍等，我替您去找这位医师（患者）接电话。”找寻暂不在场的科室员工时，应说：“真不巧，×× 医师手术去了，请过会儿再打，好吗？请问需要转告吗？需要留言吗？或者我记下您的号码，让 ×× 回来后给您打过去，如何？”

来电咨询病情时，应说：“请稍等，我去查看一下您的病历，告诉您。”“请稍等，让 ×× 医师来为您解答，行吗？”。

来电预约床位时，应说：“×× 女士（先生），目前我科室床位紧张，待我将床位安排好后，会电话通知您，您看可以吗？”

# 第二章 医疗服务标准

## 一 医师接诊服务标准

### 1 门诊接诊服务标准

#### 1）仪表环境

（1）医师仪表整洁，佩戴胸牌，得体问候患者，如“您好，请坐！”消除患者紧张情绪，保持目光接触，身体略向前倾。

（2）诊室环境安静、整洁，光线柔和，温度适宜，诊疗设备齐全，诊查床清洁。

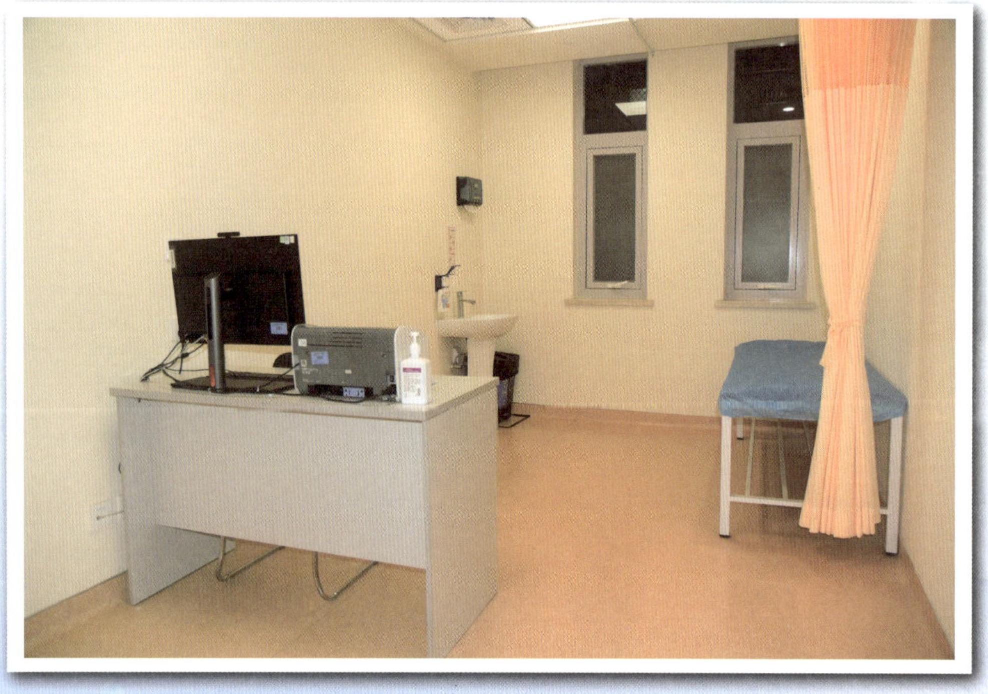

## 2）诊查过程

（1）接过病历 / 就诊卡等资料，使用通俗易懂的语言，配合患者的语气、语速。

沟通规范："××，请问哪儿不舒服？"

（2）在倾听过程中，若遇不明白的地方，应礼貌发问。

沟通规范："对不起，请您再说一遍发生腹痛的时间。"

（3）做好病史记录，可以问："您还有什么补充吗？"

（4）进行身体检查前，征得患者同意，并告知检查所需体位及配合事宜，拉好围帘。

沟通规范："接下来，我们来做一下腹部检查，好吗？请平躺，双腿屈曲，暴露腹部，放松，自然地呼吸。"

（5）检查中，动作要轻柔，注意观察患者反应。如遇可能引起疼痛的检查（如骨折），可以说："这个检查可能会引起疼痛，我会尽量轻一点。"

（6）保护患者隐私，如遇患者有难言之隐，应有意识地压低声音，并关紧门，鼓励患者说出来。

（7）男医师为年轻女患者检查时，要求有女性医务人员在场。

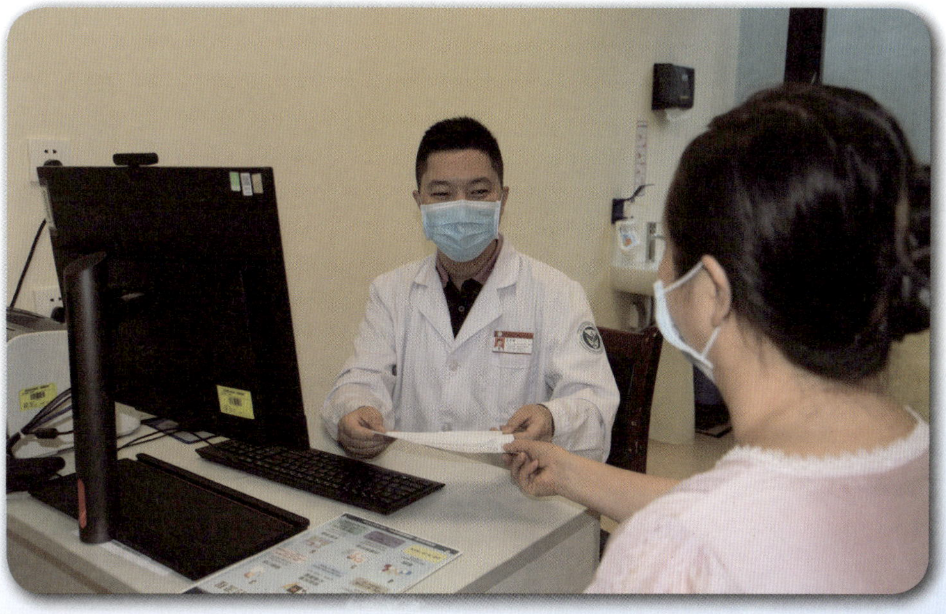

## 3）延续服务

（1）告知患者初步诊断和其他可能的诊断，及需要的进一步检查。

沟通规范："目前初步考虑您患了胆囊炎，但要排除胰腺炎，需做血常规、上腹彩超、血淀粉酶检查，费用大约 ××，您看如何？"

（2）分析检查报告，告知患者目前诊断及相应的处理。

沟通规范："目前胆囊炎的诊断基本明确，需口服消炎药物，请到 ×× 交费取药。"

（3）告知患者注意事项和下次复诊的时间。

沟通规范："消炎药物可能会引起胃肠道不适，请在餐后服用。因油腻食物有可能加重胆囊炎，请务必清淡饮食。记得 3 天后复诊，若有畏寒、发热、腹痛加剧，请随时就诊。请慢走。"

（4）当患者病情复杂，医师无法确诊或遇有以下情况时，可转诊至相应专家门诊或多学科诊疗（MDT）门诊就诊。必要时征得患者及家属同意后，召开门诊多学科诊疗会议为患者确诊或提供详细的诊疗方案。MDT 适用于：①病情复杂需多个学科协助诊断治疗的患者；②就诊 3 个不同专业学科或者在一个专科就诊 3 次以上尚未明确诊断的患者；③肿瘤、疑难复杂疾病、多系统多器官疾病患者；④其他需要多学科诊疗的患者。

沟通时应告知患者及家属具体情况。

沟通规范："您既有 ×× 症状，又有 ×× 症状，病情比较复杂，我先给予您对症治疗，同时建议您转诊至 ×× 专家门诊或多学科诊疗门诊就诊，您看可以吗？"

"您的病情比较复杂，需要多个学科协助诊断治疗，为了节省您时间，我们想召开门诊多学科诊疗会议为您确诊或提供诊疗方案，您看可以吗？"

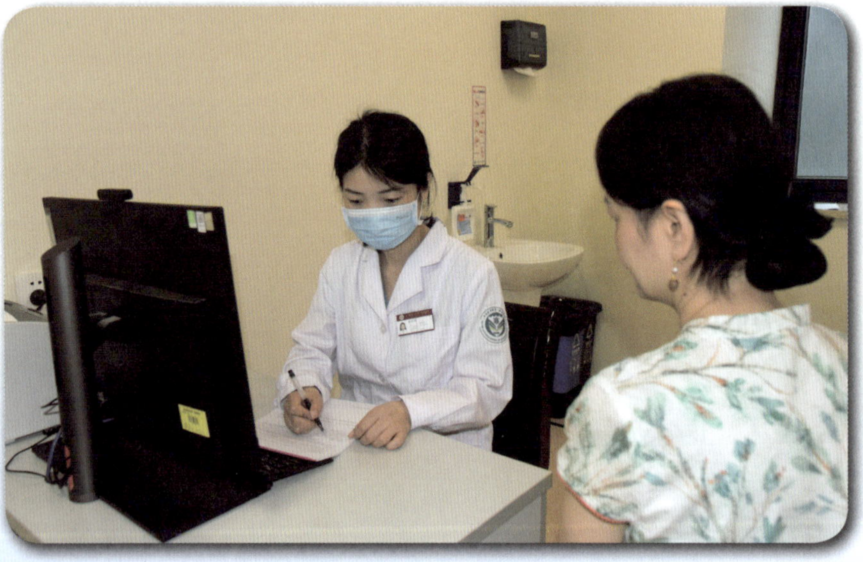

（5）需住院的患者，为其联系床位。

（6）遇急需住院且未带足够费用的患者，联系住院部先予以住院治疗，提醒患者及时补交费用。

（7）拒绝住院者，说明可能的后果及危险性并签署知情同意书；劝其留院观察，并与留观医师联系，拒绝留观者仍需签署知情同意书。

## 2 急诊接诊服务标准

### 1）仪表环境

（1）医务人员仪表整洁，保持专业、干练的形象（规范佩戴胸牌，党员佩戴党徽）。急诊科、“120”标识醒目，急救流程图上墙。

（2）抢救室环境整洁，急救设备、药品齐全，完好率100%，定点放置，标识清晰（急救设备定期维护保养、校对，有登记本；急救药品效期清晰）。

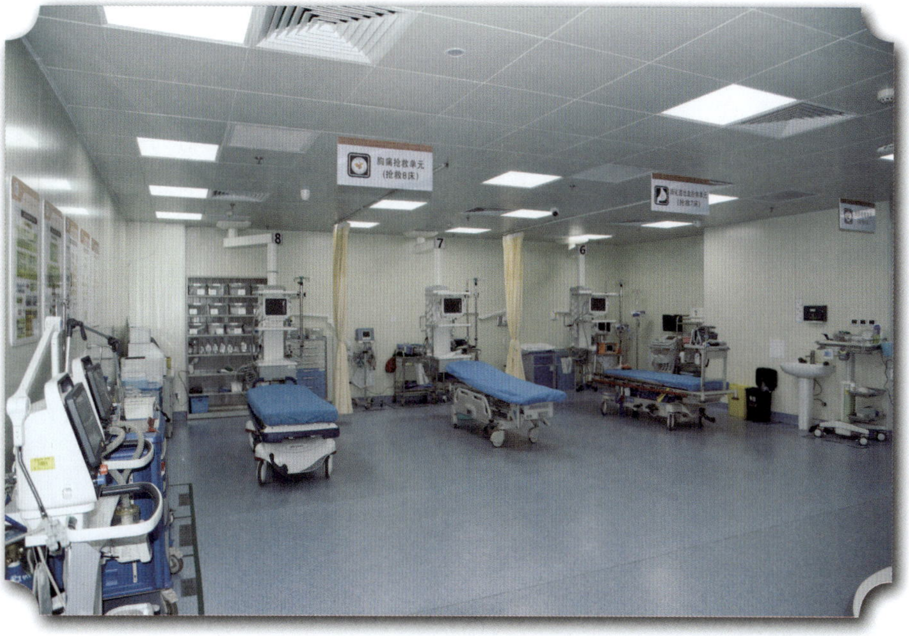


### 2）诊查过程

（1）协助患者从担架移至抢救床，注意保护受伤部位，同时与院前急救医师进行病情交接。采用“GLTC”医患沟通基本模式进行沟通，即医方示善（goodwill），亲切的口头语言，和善的肢体语言；医方倾听（listening），要求医务人员全神贯注接受患者方面的信息，不随意打断患者，准确理解并掌握患方重要信息，将医学思维与人文言行有效结合；医患谈话（talking），要根据不同患者综合应用谈话技能；医患合作（cooperation），建立互信关系，通过沟通达成共同意向或决定。增强责任意识，主动提供医疗服务；沟通时要设身处地站在患者的立场，认真倾听，认同患者的感受，善于观察，语言文明、语速平稳、语气低沉、语调和缓，真诚鼓励。

（2）护士迅速测量患者的生命体征、心电图，必要时测量血糖。

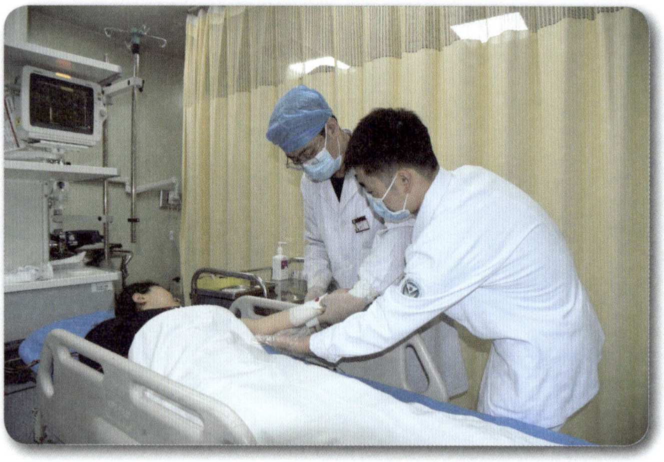

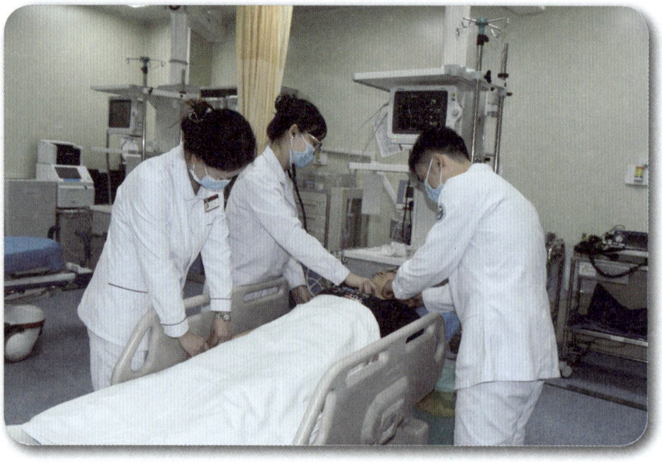

（3）如果伤口出血，先给予快速包扎止血处理，要求迅速、果断、准确、积极、有效施救。

（4）使用亲切易懂、简洁准确的语言询问病史，查看病情，表情关切，保持目光接触（可以一边询问病史，一边进行体格检查，争取时间）。询问病史应细致、深入。

沟通规范：“我是 ×× 医师，请问您是怎么受的伤？好的，现在我们来检查一下，请平躺，可能会有一点痛，我会尽量轻一点。”讲究沟通艺术，注重人性化关怀，态度和蔼，消除患者的恐惧感；应用治疗性沟通技巧，即积极倾听、恰当提问、理解非语言信号、适当教育等。

（5）保护患者隐私，只暴露检查和需要处理的部位，男医师为女性患者体格检查时应有女性医务人员在场。

### 3）延续服务

（1）生命体征不稳定的患者，应陪同进行相关检查。必要时，各科协作配合救治疑难危重患者。尊重是基础，明确沟通意向，向患者及家属认真交代病情，清楚表达所选检查和理由；沟通内容尽量详尽，包括医疗过程中可能发生的情况及疾病的转归，药物副作用等；专业知识通俗化；应用保护性措辞。

（2）在工作允许的情况下，陪伴患者完成相关辅助检查，如实记录急救过程。为患者及家属提供一次性杯子，为不能下床的患者提供便盆、尿壶。

（3）若同时来诊多位患者，应及时分诊，按病情轻重缓急处理。执行医院“绿色通道”制度，为患者提供快速、有序、安全、有效的诊疗服务。

## 3 入院接诊服务标准

### 1）仪表环境

（1）医师仪表整洁，佩戴胸牌，面带微笑，保持专业、干练的形象。

（2）主动介绍自己及同组其他医师。

沟通规范：“××，您好。我是您的主管医师，还有××是咱们组的医师，平时有问题可以随时找我们。现在请您谈谈有什么不舒服，好吗？”

### 2）诊查过程

（1）询问病史时使用通俗易懂的语言，配合患者的语气、语速，患者说完后再发问。

（2）体格检查时，动作要轻柔，注意观察患者反应。

（3）保护患者隐私，为患者保密。体格检查时，应拉上床帘或做必要的遮盖。

（4）男医师为女性患者检查时，要求有女性医务人员在场。

（5）告知初步诊断和其他可能的诊断，以及需要进一步检查的项目，必要时告知大致费用。

沟通规范：“目前初步诊断您为××病，但需要排除××，还需进行一系列的检查协助诊断，前两天可能检查费用较多，希望您理解，有不明白的可以问我。”

（6）就目前的治疗方案与患者及其家属进行沟通，告知患者及其家属需要配合的方面。在选择相应治疗方式及药物时适当考虑患者的经济条件，如使用非医保类药物及耗材时应征得其同意，并签署相应的知情同意书。

（7）告知患者及家属治疗过程中可能的风险和不良预后。

沟通规范：“在疾病治疗过程中可能出现××等风险，我们会密切观察并及时采取措施。但鉴于疾病的复杂性，还是有可能出现××等预后不良的情况，希望您了解。”

（8）患者了解并同意后在病情告知书上签字。特殊的辅助检查应事先征得患者及家属同意，有创及侵入性检查须告知风险并签字。

（9）若预计患者预后不良或入院后经过一系列检查也不一定能明确病情时，要及时告知患者及家属。

（10）诊查结束后主动和患者告别。

沟通规范：“我们每天早上都会来查房，如果您需要帮助或有什么不适，随时告诉我们。”走出病房并轻轻关门。

### 3）延续服务

（1）若患者拒绝一些有创检查或侵入性检查和治疗，可提供次选方案，说明利弊后让其选择。

（2）告知患者及家属贵重物品要放好，最好不要放在病房，以免财产损失。

## 二 医师查房服务标准

### 1）仪表环境

（1）医师仪表整洁，佩戴胸牌，敲门后进入病房，表情关切，得体的问候患者，保持目光接触。首次与患者见面要介绍自己。

沟通规范：“您好，××！我是您的主管医师××，今天感觉怎么样？”

（2）保持病房安静、整洁，请无关人员回避。医师查房用物准备齐全。

### 2）诊查过程

（1）询问病情时使用通俗易懂的语言，表情关切，语调柔和。

（2）进行体格检查时，动作要轻柔，注意观察患者反应。

沟通规范：“接下来，我们进行腹部检查，好吗？请平躺，双腿屈曲，暴露腹部，放松，自然呼吸。”

（3）保护患者隐私，为患者保密。体格检查时，应拉上围帘或做必要的遮盖。

（4）男医师为女性患者检查时，应有女性医务人员在场。

（5）告知患者及家属检查结果并说明意义。

沟通规范：“××，昨天您的血常规化验显示白细胞、中性粒细胞偏高，肝功能提示有轻度黄疸。考虑是胆道感染的原因，我们会及时处理、复查。”

（6）告知患者及家属病情恢复情况和治疗情况。

沟通规范：“目前您腹痛情况较入院时好转，体温已正常，胆道感染已有所控制，疾病正向好的方向发展。但血常规仍提示感染，所以今天需要甲硝唑抗感染治疗，肠胃可能会不舒服，这是药物反应，请在用药前吃点东西，不必紧张。”

（7）告知患者及家属下一步所需的检查及理由。

（8）使用贵重药品和创伤性辅助检查时，向患者及家属说明必要性，征得其同意。

沟通规范：“为明确胆道有无结石梗阻的情况，需进一步进行胆道系统磁共振检查，以制订下一步治疗方案，费用约为××，您看如何？”

（9）查房结束后主动和患者告别，询问患者是否存在问题。

### 3）延续服务

多鼓励、称赞患者，帮助患者树立战胜疾病的信心，体现“暖医”的人文关怀。

## 三　会诊服务标准

### 1）仪表环境

（1）医师仪表整洁大方，佩戴胸牌，保持目光接触，得体问候患者。

沟通规范：“早上好，××，感觉好点了吗？”

（2）会诊场所干净整洁、安静，医师会诊用物准备齐全。

### 2）诊查过程

（1）向患者解释目前病情和尚需解决的问题，以及会诊的目的和必要性。

沟通规范：“您目前的诊断是胰腺炎和胆道结石，治疗3天仍有阵发性腹痛，为明确治疗方案，我们准备请肝胆外科的××主任会诊，对您的治疗会有帮助，您看可以吗？”

（2）填写会诊单并发送至受邀科室，确定大致会诊时间并告知患者。

沟通规范：“××您好，没有特殊情况，肝胆外科的专家将于今天下午来病房会诊，请您不要外出，可以吗？”

（3）主管医师及责任护士陪同。

（4）问候会诊医师，提供病历并介绍患者的相关情况，陪同会诊医师至床旁。

沟通规范：“××主任您好，这是××患者的病历，目前诊断为胰腺炎、胆道结石，治疗3天仍有阵发性腹痛，黄疸加剧，患者情绪比较急躁……请您来会诊是为了明确诊断并制订下一步治疗方案。您这边请。”

（5）向患者介绍会诊医师，协助会诊。

沟通规范：“××您好，这是肝胆外科专家××主任，治疗胆道结石非常有经验，有哪里不舒服可以告诉××主任。”

（6）与会诊专家讨论并确认会诊意见。

（7）及时向患者告知并解释会诊建议，征得患者的同意。

沟通规范：“××您好，专家会诊建议进行胆道系统核磁共振检查，这样可以更清楚地了解结石的大小、部位及梗阻情况；治疗上加强了抗菌药物的应用，对您的病情恢复会有帮助，您看如何？”

### 3）延续服务

密切观察疗效和病情变化，及时与会诊专家沟通。

沟通规范：“胆道系统核磁共振检查结果出来，我们会及时与专家联系，如果您有什么不适，也请及时告诉我们，好吗？”

## 四 穿刺服务标准

### 1）仪表环境

（1）医师仪表整洁，戴好口罩、帽子，佩戴胸牌，保持目光接触，得体问候患者，面带微笑，保持专业、干练的形象。

沟通规范：“您好，我是 ×× 医师，我和 ×× 医师将为您做胸腔穿刺，您准备好了吗？要不要先去一下洗手间？”

（2）调节合适的室内温度。

### 2）诊查过程

（1）保护患者隐私，拉好床帘，请无关人员回避。

（2）告知患者穿刺所需体位并鼓励患者。

沟通规范：“您好，这个姿势舒服吗？温度合适吗？可能稍微有点凉（热），几分钟就好，请坚持一下。”

（3）开始穿刺前向患者讲解穿刺的大概过程和需要的时间。

沟通规范：“您好，打麻药时会有一点痛，但不会持续太久，这样穿刺时就感觉不到疼痛了。穿刺时请不要移动身体，穿刺大约需要 ×× 分钟。”

（4）穿刺过程中告诉患者出现哪些反应是正常的，适当鼓励患者，缓解其紧张情绪。

沟通规范：“现在我们正在打麻药，胸部可能会有一点胀感，很好，麻醉很顺利。”

（5）穿刺时询问患者的感受。

沟通规范：“现在感觉怎样？如果感到胸闷或很想咳嗽，请马上告诉我。”

（6）穿刺结束后，告知患者及家属注意事项，如穿刺后需要保持特殊体位（腰椎穿刺后需去枕平卧）及检查结果何时出来等。

沟通规范：“您的穿刺已完成，感觉还好吗？穿刺部位已贴了敷料，请保持干燥，有什么不舒服及时告诉我，化验结果将在 ×× 天内出来，我会尽快告知结果，好好休息！”

### 3）延续服务

（1）协助患者整理好衣服。

（2）帮助行动不便的患者上病床，盖好被子。

## 五　换药服务标准

### 1）仪表环境

（1）医师仪表整洁，佩戴胸牌，语气温和，保持目光接触。

沟通规范：“您的切口出现了一些问题，麻烦您跟我到换药室，我给您仔细看一下，好吗？”

（2）调节合适的室内温度。

### 2）诊查过程

（1）换药时，尽量减少伤口以外身体的暴露。

沟通规范：“您的切口出现渗液，可能与您的重度贫血有关，为了排除是否有感染，我先为您留取标本做培养。”

（2）动作轻柔，关注患者的感受，询问是否疼痛。

沟通规范：“您好，我现在需要清理您的切口，可能会有些疼痛，如果不能忍受时请告诉我。如果切口外面的纱布渗透了，请及时告诉我们，以便及时为您换药。这段时间您可以多吃鸡蛋、鱼肉等高蛋白食物，以利于切口的愈合，有什么问题可以及时和我们沟通。”

### 3）延续服务

对于切口少量渗液，无其他治疗，且交通便利的患者，可选择出院后定期到医院换药。

沟通规范：“您现在只需要每隔两天换一次药，如果想回家，也可以先办理出院，定期来医院换药即可。但如果有什么问题请及时回院，我们的电话是 ××。”

## 六　术前访视服务标准

### 1）仪表环境

（1）麻醉医师衣帽整洁，面带微笑，语气温和，保持目光接触。

（2）病室安静、整洁，温湿度适宜。

### 2）诊查过程

（1）麻醉医生携带麻醉同意书，巡回护士携带术前访视单，关切地问候患者，核

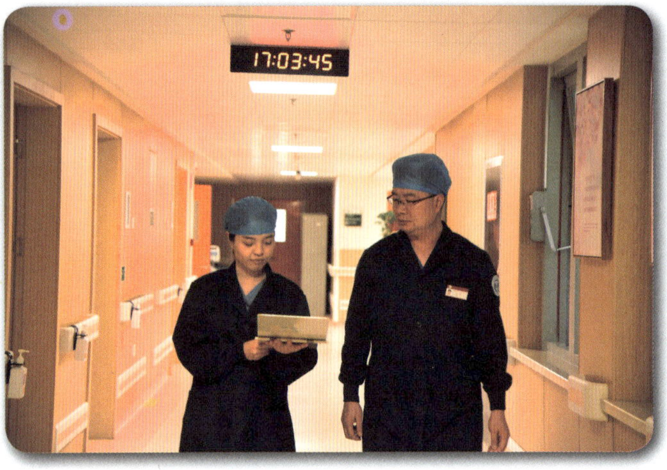


对患者的姓名、性别、年龄、床号、住院号及拟行手术方式。

沟通规范："方便查看一下您的住院手环吗（并说明术前访视的目的）？请问您是××吗？您好，我是您明天手术的麻醉医生××（巡回护士××），您明天将进行××手术，为保障您手术的顺利和安全，我们现在需要对您进行麻醉手术前的访视，主要是了解一下您的一些基本情况并告知您术前的注意事项，您方便配合一下吗？如果您有疑问，请及时提出。"

（2）详细了解患者的情况。

沟通规范："××，今年 50 岁，是吗？您有高血压、糖尿病或冠心病病史吗？您有肺部疾病吗？换季或冷空气刺激后咳嗽、咳痰吗？"

"您有其他系统疾病吗？"（若有，询问疾病的时间进程、症状、体征、治疗或缓解方式、用药种类、药物剂量等）。

"您有过手术麻醉病史吗？"（若有，询问具体时间及麻醉手术后有无不适）。

"您有药品、食品过敏史吗？"（若有，询问具体过敏的药品、食品名称，过敏后表现的症状，治疗和缓解的方式）。

"您吸烟吗？"（若有，询问吸烟的年限，计算吸烟指数，判断肺部状况）。

"您平时活动量如何？平地能走多远，爬楼梯能到几楼？"（判断心功能）。

"您晚上睡觉打呼噜吗？睡眠过程中有被憋醒的情况吗？"（若有，询问从何时开始，频次如何，最近一个月、一周发生的次数，有无加重）。

"您有假牙、活动的牙齿吗？佩戴隐形眼镜吗？"

"您例假大概什么时候来？"（询问年轻女性患者）。

（3）进行体格检查，监测基础生命体征。进行气道评估（马氏分级、头颈活动度、鼻腔是否通畅），听诊心、肺。其他系统评估（皮肤是否完整，四肢肌力、肌张力，是否水肿）等。注意保护患者隐私，态度和蔼，动作轻柔，查体完毕帮患者恢复舒适体位。

（4）告知患者麻醉方式，讲解麻醉的方法、效果，减轻患者的紧张情绪。

沟通规范："您好，根据您的手术方式和目前我们对您整体状况的了解，初步拟定的麻醉方案为全身麻醉。手术过程中您是没有意识的，手术结束后，麻醉药物停止，您的意识会慢慢恢复，完全清醒后我们会将气管导管拔除，将您送入麻醉恢复室进行复苏，待您完全清醒后，会由专人送至病房。您看可以吗？"

“您好，根据您的手术方式和目前我们对您整体状况的了解，初步拟定的麻醉方案为椎管内麻醉（或神经阻滞、局部浸润麻醉），手术中您的意识是清楚的，但手术部位痛觉消失。由于个体差异，有可能会出现痛觉消失不完全，如果出现此种情况，我们当时会跟您及家属沟通改变麻醉方案。手术结束后送您回病房，您觉得可以吗？”

“为了麻醉需要，今晚 10 点您就不能进食了，深夜 12 点后不能喝水。为了减少您的紧张感，明天到手术室之前，病房护士会给您用点药，好吗？”

（5）告知患者手术室环境，减轻患者的紧张情绪。

沟通规范：“手术室在 ×× 部 ×× 楼，明天您将在 ×× 号手术间进行手术。明早 ×× 点左右会有护理人员用平车接您进手术间，您的家属在手术室外‘家属等候区’等待，请您不用担心。”

“明早请您提前将上衣反穿，不用穿内衣、裤、袜。为了便于术中观察病情，请不要化妆。金属物、首饰、假牙等物品提前交给家属保管，请不要带入手术室。手术室室温在 22~24 ℃，我们还会为您加盖被子，避免受凉。”

（6）巡回护士交代注意事项。

沟通规范：“请您注意保暖，避免受凉，术前一晚做好个人清洁工作，洗澡时要将肚脐洗干净，修剪指甲，剔除胡须（针对男性患者）。明天早上，根据手术需要将为您建立留置针静脉通路，术中及术后的液体将通过这个管道输入，不仅为您术后的治疗提供方便，而且也减少了您每日扎针的痛苦，可以吗？”

“因为手术需要，还需为您留置导尿管。导尿管是在充分麻醉后进行的，操作时，我们会严格无菌操作，并保护好您的个人隐私，请您放心！”

（7）确认患者听清楚、明白后，向其道别。

沟通规范：“您明天手术麻醉的情况就是这样，请问您还有什么疑问吗？如果今晚至明天术前有任何不适请与您的主管医师或责任护士沟通，我们会随时联系他们针对您的问题进行处理。今晚早些休息，祝您手术顺利！”

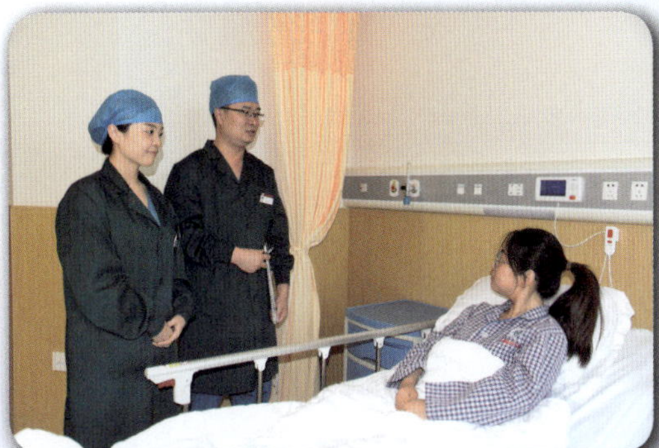

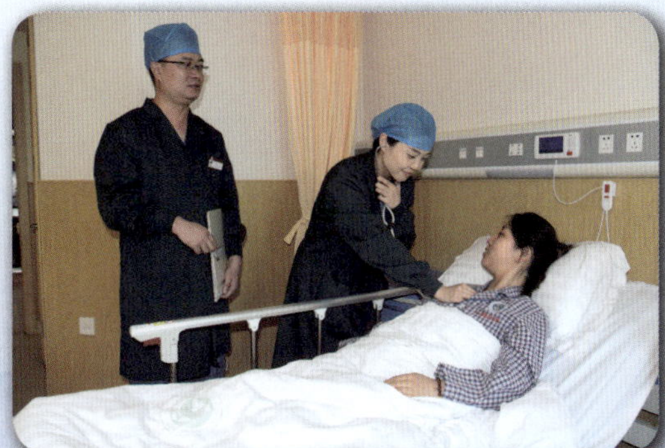

### 3）延续服务

让患者选择是否需要术后镇痛。

沟通规范："您手术后切口可能会疼痛，我们医院开展了术后镇痛等系列方案，包括镇痛泵、神经阻滞和复合方案等。其中镇痛泵使用项目中，有部分费用不在医保范围内，具体为 ×× 元，您需要使用吗？"

# 七 术前谈话服务标准

## 1 外科医师术前谈话服务标准

### 1）仪表环境

（1）医师仪表整洁，佩戴胸牌规范，保持目光接触。

（2）环境保持安静，避免受干扰。

### 2）谈话过程

（1）关切地问候患者及家属，并说明目的。

沟通规范："××，您好，请坐，我是您爱人的主管医师 ××，将由我与您进行术前谈话。"

（2）向患方告知病情、术前诊断及手术的必要性。

沟通规范："××，您爱人的病情……，目前诊断考虑是……，有明确的手术指征，入院后的辅助检查提示无手术绝对禁忌证，我们准备明天为她进行手术。"

（3）手术方式的选择：有多种方式可供选择时，应详细说明每种方式的不同之处和利弊，并告知患方最适合的方式。

沟通规范："××，根据您爱人的年龄、疾病状况，我们建议 ××，但也存在其他 ×× 种方式可选择，各自的优缺点是……，请您慎重考虑。"

（4）告知患者及家属术前应注意的问题。

沟通规范："××，由于麻醉和手术需要，您今晚 10 点后不能再进食，我们将于今晚为您进行肠道准备。"

（5）告知患者及家属手术中可能发生的意外和风险，并签署知情同意书。

沟通规范："××，任何手术都有一定的风险，您爱人的手术可能出现如下情况，请您了解……"

（6）根据患者的情况、手术方式，做好充分的术前准备及防范措施。

沟通规范："××，根据您爱人手术中可能出现的意外和风险，我们会做好防范措施，如麻醉会诊、术中备血等，您不用太紧张。"

### 3）延续服务

如患者在场，应给予鼓励，以减轻其紧张情绪。

沟通规范："××，我已和麻醉师及手术室的器械护士沟通好了，我们都会竭尽所能为您手术，不用太紧张，今晚好好休息。"

## 2 麻醉医师术前谈话服务标准

### 1）仪表环境

（1）医师仪表整洁，佩戴胸牌规范，保持目光接触。

（2）环境保持安静，避免受干扰。

### 2）谈话过程

（1）关切地问候患者及家属，确定签署手术同意书和签委托书为同一人，说明目的。

沟通规范："××，请问您是××的家属吗？您和他（她）的关系是？您好，我是您家属的麻醉医生（巡回护士）。下面我们就患者明天手术麻醉的相关注意事项与您进行术前谈话。"

（2）告知患方麻醉方式的选择。

沟通规范："××家属，您好，根据我们目前对患者拟行手术和基本情况的了解，现计划明天拟行的麻醉方式是全身麻醉（或椎管内麻醉、神经阻滞、局部浸润麻醉）。"

（3）告知患方不同麻醉方式可能发生的意外和风险。

· 全身麻醉

沟通规范："全身麻醉是使用静脉麻醉药物或者吸入麻醉药物使患者意识消失、全身无痛、骨骼肌肉松弛、达到最佳的手术状态。麻醉药物本身对患者循环系统有一定的抑制作用，与此同时患者无法自主呼吸，我们需要在患者意识消失、肌肉完全松弛后进行气管内插管机械通气，以保障患者手术过程中氧供不受影响。术中持续注射麻醉药物，待手术结束后，停止注射麻醉药物，患者会缓慢恢复意识。待患者自主呼吸、意识恢复，我们会将气管导管拔出，将患者送至麻醉恢复室；待患者完全清醒后，我们将其送回病房。"

· 椎管内麻醉

沟通规范："椎管内麻醉是一种将麻醉药物注入椎管的蛛网膜下腔或硬膜外腔的麻醉方法，从而使神经根受到阻滞，导致该神经根支配的相应区域产生麻醉作用。"

· 神经阻滞麻醉

沟通规范："神经阻滞麻醉是将局麻药物注射到神经干周围，阻断神经冲动的传导，使相应区域产生麻醉效果。神经阻滞麻醉也存在一些副作用和风险，如可能损伤神经，穿刺时产生剧烈疼痛，药液渗透或直接注入血管产生局麻药毒性反应等。由于个体差异，有可能会出现痛觉消失不完全，如果出现此种情况，我们会及时跟您及家属沟通改变麻醉方案。"

· 局部浸润麻醉

沟通规范："局部浸润麻醉是通过沿手术切口线分层注射局麻药，以阻滞组织中的神经末梢，从而达到麻醉作用。如果患者对局部麻醉药物过敏，可能会出现呼吸急促、皮肤瘙痒、面色潮红等过敏反应。这部分操作过程中我们会密切监护，如有问题随时处理。"

（4）告知患方术中特殊操作的意义和风险。

· 动脉穿刺置管

沟通规范："考虑到患者疾病、手术等多方面的因素，我们需要对患者进行动脉穿刺置管术，方便监护连续动脉血压，这样手术过程中患者循环的波动时刻会展现出来。但动脉穿刺置管术也存在一些可能的并发症，包括但不限于出血和血肿、血栓和栓塞、动脉痉挛及血管迷走神经反射、感染等。"

· 深静脉穿刺置管

沟通规范："考虑到患者疾病、手术等多方面的因素，我们需要对患者进行深静脉穿刺置管术，方便术中监测中心静脉压以指导补液。在大量出血时，深静脉穿刺置管术能将抢救药物和液体以最快的方式补充到患者体内。但深静脉穿刺置管术也存在一些可能的并发症，包括但不限于出血和血肿、血栓和栓塞、感染等。"

· 留置导尿管

沟通规范："考虑到患者疾病、手术等多方面的因素，我们需要对患者进行留置导尿管，方便术中直观地判断患者的肾功能及出入量，以便于术中肾功能的保护和液体平衡。留置导尿管也存在一些可能的并发症，包括但不限于尿路感染、尿道损伤、膀胱痉挛、输尿管机械性梗阻等。"

（5）签署麻醉知情同意书。

沟通规范："以上就是明天麻醉的风险和特殊操作的注意事项，请问您还有什么疑问吗？如果上述内容没有其他疑问，这是麻醉知情同意书，需要您在此处签字，并签署与患者的关系和具体时间。后续如果有任何疑问可以随时联系我们。"

# 八　术前患者交接服务标准

## 1）仪表环境

（1）在手术室入口交接患者时，接待人员衣帽整洁，面带微笑，语气温和，保持目光接触。

（2）手术室入口干净整洁，手术对接车性能良好，定期保养。

## 2）交接过程

（1）核对并交接患者，安慰家属。

沟通规范："您好，我是今天手术的巡回护士，需要跟您核对一下信息。您叫什么名字？您的出生年月日？麻烦看一下您的手环，我们核对一下住院号，好吗？您好，您把首饰都取下来了吗？有无假牙或隐形眼镜？都取下来了吗？您好，我们要核对一下您的手术部位，请问您知道自己今天做什么手术吗？医生有没有给您做手术部位标识？请给我看一下您的手术部位标识，好吗？现在请您平移挪至接送车上，我会保证您的安全，请不用担心。"

"现在，我将带患者进入手术室，×× 的家属请到等候区等待，有什么情况我们会通过广播与你们联系。手术过程中请不要离开等候区，谢谢配合！"

（2）进入手术间后，根据患者手腕带上的资料与病历再次核对患者情况。

沟通规范："您好，我是今天手术的麻醉医师，请问您叫什么名字？您的出生年月日？您手术中需要麻醉，为了确保麻醉安全，请问您最近一次进食、进水分别是什么时候？"

（3）询问患者的感受。

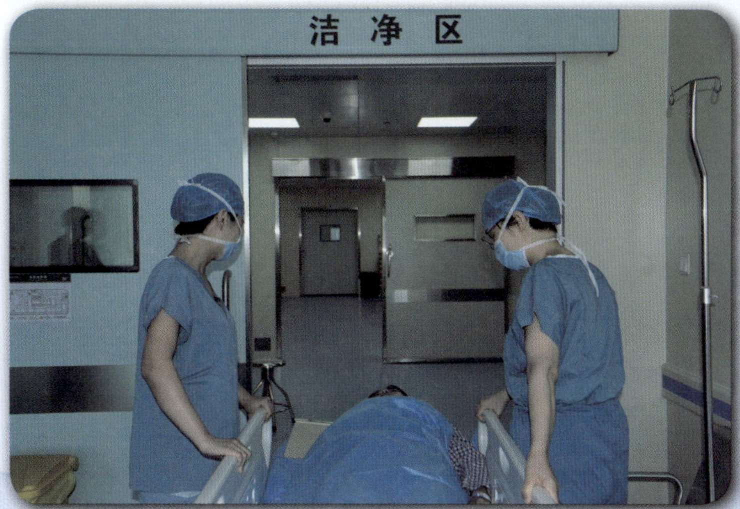

沟通规范："××，您觉得室内的温度合适吗？需要加盖一条毛毯吗？"

（4）告诉患者手术需要的体位，并帮助患者完成。

沟通规范："××，您这个手术需要 ×× 体位，我协助您躺好。"

（5）建立静脉通路和吸氧时，适当安抚患者。

沟通规范："××，手术中需要输液，现在我为您扎留置针，我会尽量轻一些。××，现在给您吸氧，对您手术有帮助，闭上眼睛，休息一会儿。"

（6）摆麻醉体位。

沟通规范："××，根据您的情况，麻醉医师将要在您后背进行硬膜外穿刺，我协助您摆放体位，体位摆放得越好，穿刺得越快、越成功。您可以握住我的手，如有不舒服请及时告诉我，但千万不可乱动，否则很危险。"

（7）导尿。

沟通规范："××，现在需要为您留置导尿，麻醉药效过后可能会有些不舒服，请您谅解。"

（8）固定体位。

沟通规范："××，由于手术床比较窄，为了保障您的安全，我们将用安全带为您固定好，请不要紧张，手术中我都会在您的身边，有什么不舒服请及时告诉我，我会尽量帮您解决。"

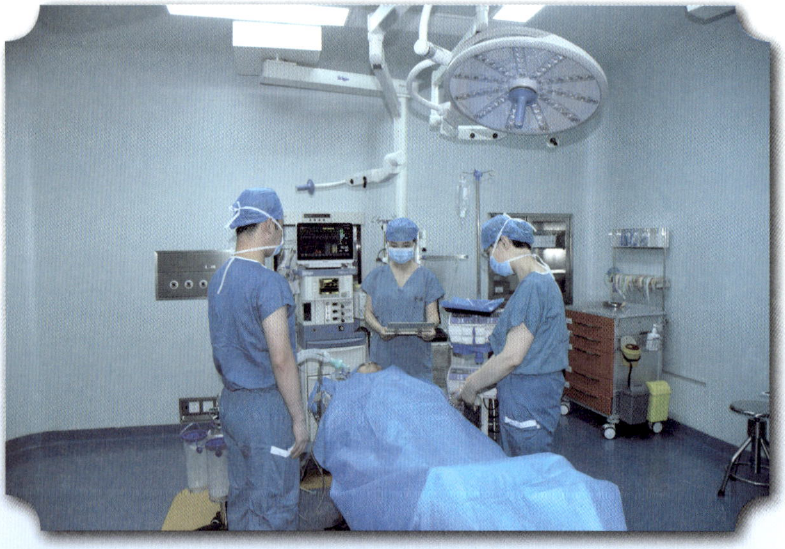

### 3）延续服务

对于幼儿，接待人员应将其抱入手术室，多给予鼓励。

沟通规范："宝宝乖，你很勇敢，妈妈在外面等你。"

# 九　医师与家属沟通服务标准

## 1　探视沟通服务标准

### 1）仪表环境

（1）医师仪表整洁，佩戴胸牌，表情关切，态度和蔼，保持目光接触。必要时为患者家属提供隔离衣、鞋套及消毒液。

沟通规范：“您好，您是 ×× 的家属吧？这边请，请套上鞋套，穿上隔离衣，以减少患者感染的机会，好吗？”

（2）环境整洁，灯光柔和，监护病房抢救设备摆放有序，病床被褥整洁，患者体貌清洁。

### 2）沟通过程

（1）主动到病床边，告知患者家属患者目前的病情状况及可能的变化（遇清醒患者，注意讲话方式和谈话地点的选择）。

沟通规范：“××，您母亲目前已基本清醒，但仍未脱离危险，还需在监护病房进行一段时间的治疗、观察。心电监护显示您母亲的呼吸、心跳、血压及血氧饱和度等生命体征比较稳定，我们还会持续密切观察，如有变化，我们会立即采取措施。”

（2）介绍目前采取的治疗措施。

沟通规范：“患者刚进行颅内手术，目前我们主要给予脱水降颅内压，止血、抗炎、护脑及对症支持治疗，我们会根据病情变化，及时调整治疗方案，请你们保持安静，遵守探视时间规定，让患者得到充分的休息。”

（3）告知患方疾病风险及可能的预后。

沟通规范：“××，目前患者病情相对稳定，但还是有突发恶化的可能，如再发颅内出血、脑梗死、肺部感染等。若发生以上情况，预后可能较差，我们会密切观察病情变化，尽最大努力去抢救治疗，您有什么想法和要求？”

（4）照顾到患者家庭经济情况和家属的要求，提供不止一种方案让其选择，并请其签字。

（5）病情疑难危重时，进行院内 MDT 或请院外专家会诊。

（6）若家属要求或病情特殊，帮助患者转上级医院治疗。

### 3）延续服务

告知患者家属科室的联系方式。

沟通规范："××，为了便于联系，请留下您的联系方式，也请您记录下我们的电话，我们的电话是……如果您有什么疑问和要求可随时联系我们，如果患者病情有变化，我们也会随时告诉您。"

## 2 产程沟通服务标准

### 1）仪表环境

（1）当待产妇进入产房后，助产士面带微笑，保持目光接触，热情问候产妇家属。

（2）待产室温馨、洁净，产房干净整洁、舒适，温湿度适宜。

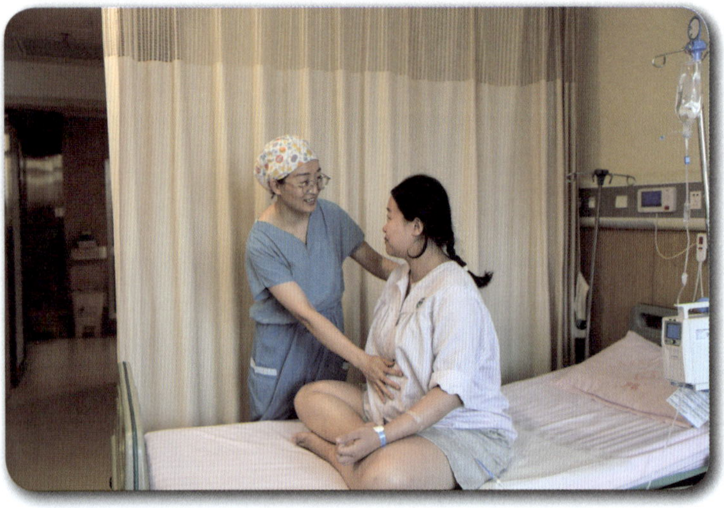

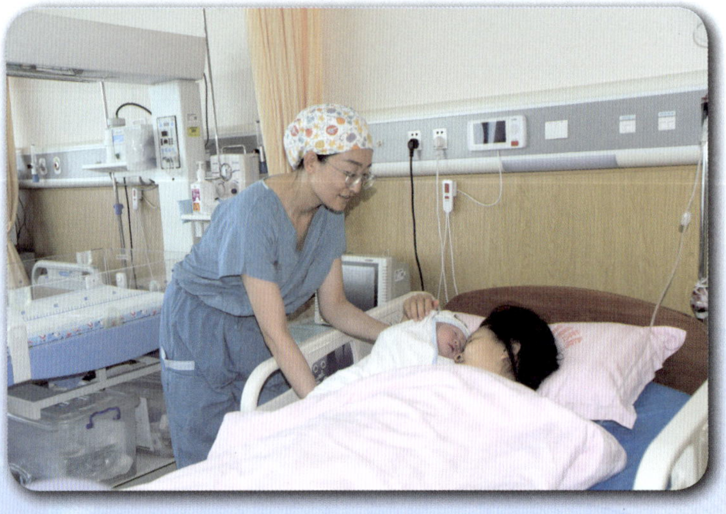

### 2）沟通过程

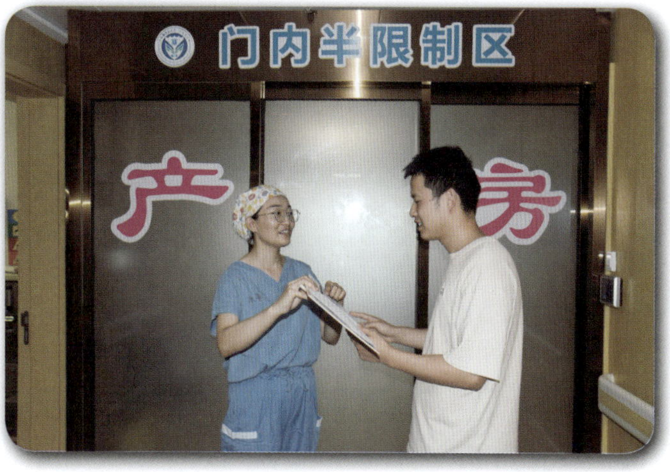


（1）助产士热情与家属沟通。

沟通规范：“××，您爱人宫口已开 ××cm，需要在产房待产，我是助产士 ××，今天由我负责观察您爱人的产程进展，您有问题可以找我，我会及时告诉您爱人产程进展的情况。”

（2）告知家属等待区域。

沟通规范：“××，您可以在产房门口休息厅或病房等待，以便我们及时通知您。”

（3）告知家属应该准备的物品。

沟通规范：“××，您爱人在此期间需要高能量食品，您可以准备一些巧克力、牛奶等。”

（4）及时告知家属产妇的产程进展情况。

沟通规范：“××，您爱人目前宫口已开 ××cm，胎心正常，请不要担心，如有情况，我会及时通知您。”

（5）产妇即将分娩时，应告知家属，以减轻其等待过程中的焦虑。

沟通规范：“××，您爱人胎头已拨露，我们开始准备接生了，请耐心等待一会儿。”

（6）新生儿出生后，将孩子抱给产妇家属查看。

沟通规范：“××，恭喜您，是个男宝宝（女宝宝），重 ×× 斤，母子（女）平安。”

### 3）延续服务

当产妇需要家属陪伴时，及时告知产妇家属，提供家属陪产、无痛分娩及导乐分娩服务。

沟通规范：“××，您爱人现在需要家人的鼓励，您可以穿上隔离衣，进入产房陪伴她。”

## 十　出院指导服务标准

### 1）仪表环境

（1）医师仪表整洁，服饰及胸牌佩戴符合规定，面带微笑，保持专业、干练的形象。

（2）指导环境整洁、安静。

### 2）指导过程

（1）主管医师与患者及家属保持目光接触，选择合适的称呼进行问候。

沟通规范："××，根据您身体的恢复情况，今天可以出院了，祝贺您。"

（2）详细告知患者出院后的注意事项，包括饮食、休息与活动等。

沟通规范："××，您的身体还比较虚弱，出院后一定要注意休息，保持情绪稳定，注意饮食均衡。"

（3）告知患者出院带药情况，介绍用法和注意事项。

沟通规范："××，根据您的病情，这次给您开了××种药，××药应该在饭后服用，××药应该在饭前服用，不知道我说清楚了没有？"（最好让患者或家属复述一遍）。

（4）示范出院后的功能锻炼，动作要标准，确保患者安全。

沟通规范："根据您的病情，应该加强××部位的功能锻炼，按照这样的动作顺序，不知道您会了没有？"（最好让患者或家属当面做一遍）。

（5）告知家属可能出现的意外情况及应对措施。

（6）告知患者复诊时间、复诊的重要性和内容，以及复诊时需要携带的资料。

沟通规范："××，您要在1个月后来复查，我的门诊时间是每周×，来时请带上您的出院病历。"

（7）必要时准备相关模型及道具说明问题。

（8）如患者对出院手续有疑问也应仔细解答。

### 3）延续服务

告知患者及家属科室的联系方式。

沟通规范："您好！这是我们的名片，如需要请联系我们，电话号码是……，我们会尽力为您提供帮助。"

# 第三章 护理服务标准

## 一 门诊接诊服务标准

### 1）仪表环境

（1）护士上岗前仪容仪表整洁，佩戴胸牌，得体问候患者，如“您好，有什么需要帮助的吗？”消除患者的紧张情绪，保持目光接触，身体略向前倾。

（2）门诊大厅及诊区环境整洁，光线柔和，温度适宜，诊室诊疗设备齐全，诊查床清洁。

### 2）服务过程

（1）在一站式服务中心。

沟通规范：“××，请问您是哪里不舒服，第一次来我院看病吗？您是否携带身份证，请填写身份信息单到 ×× 窗口办理挂号，出门右拐第二个通道内科专家门诊就诊。”

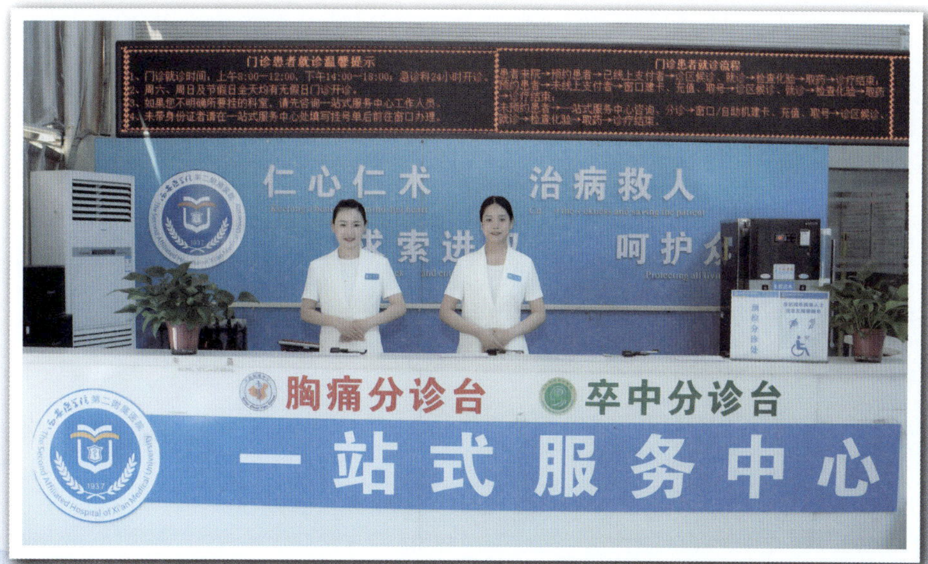

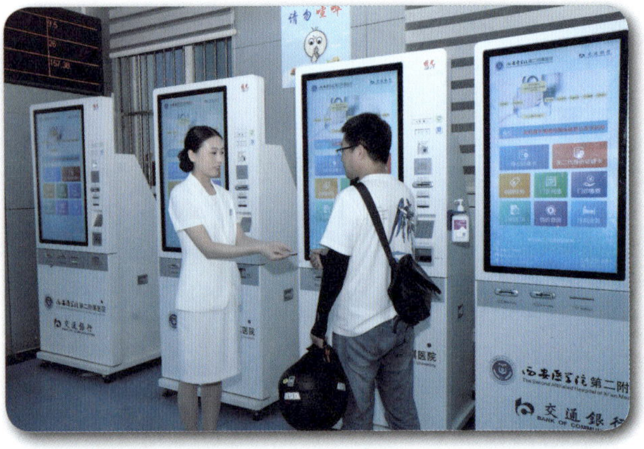

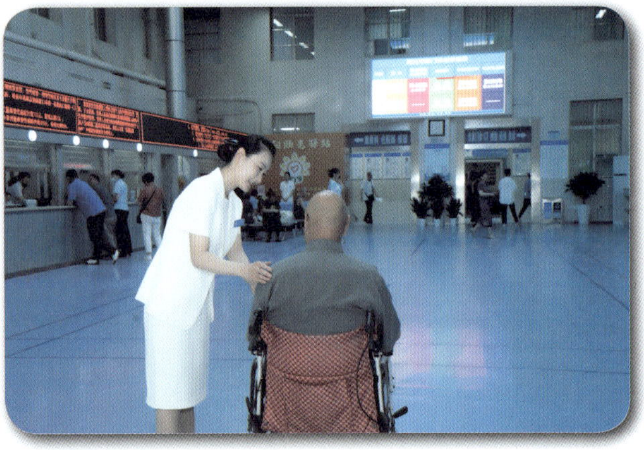

（2）在候诊区接过患者的挂号单或复诊等资料，使用通俗易懂的语言，给予相应的专科特色介绍和指导。

沟通规范：“××，根据您的症状和排号顺序，您前面还有××个患者，大概需要等待××分钟，请您在候诊椅耐心等待，根据叫号器叫号进入诊室就诊。如有特殊不适请及时告知医务人员。”

（3）遇到来取检查单或化验单的患者主动上前询问并提供帮助。

沟通规范：“您好，您取报告吗？请问您做的什么项目，请稍等（协助患者扫码取结果）。”

（4）注意观察、巡视候诊区患者的病情变化。若遇到行动不便的特殊患者，主动上前帮助。对于病情较重者立即优先安排诊治，必要时提供轮椅或平车开辟绿色通道，护送患者至急诊科就诊。

（5）遇到在大厅突然晕倒者，以最快速度上前查看患者情况，同时呼叫其他医务人员进行抢救。

### 3）延续服务

（1）应主动告知患者下一步要去的地点、位置及顺序（如交费、检查、取药等）。

（2）为行动不便的患者、危重患者提供轮椅或平车，必要时帮助联系床位，或根据病情需要护送患者至病区。

## 二 患者入院服务标准

### 1）仪表环境

（1）护士仪表整洁，佩戴胸牌，亲切主动地迎接患者，消除其紧张情绪，保持目光接触，身体略向前倾。

（2）病区环境整洁，光线柔和，温度适宜。

### 2）服务过程

（1）护士看到患者及家属走进护士站，主动迎接并保持目光接触，关切得体地询问，说话“请”字当先，介绍自己并说明将为患者提供的服务与职责。

沟通规范：“您好，您是来住院吗？请跟我来，您先坐这儿，把门诊病历和住院证交给我，好吗？”

（2）查阅资料，确认住本病区后，查看空床位，并告知患者。

沟通规范：“我是护士 ××，由我负责对您的接待和护理，今天病房空床是 ×× 床，有单人间、双人间、三人间，请您选择床位。”

（3）准确测量患者的生命体征、体重、身高、体重指数（BMI）。

沟通规范：患者意愿表达后，接待护士“由于治疗用药的需要，请您配合测量生命体征、体重、身高，好吗？测量结束后我带您去病房。”

（4）对患者进行入院介绍：①介绍科室主任、主管医师、护士长、责任护士；②介绍病区环境、设施；③介绍病房相关制度；④床单位及设备的使用方法。

沟通规范：“刚才我讲明白了吗？如有任何需要，请随时按呼叫器，在治疗、护理工作中如有服务不周请及时告诉我们，好吗？”（如有不清楚，护士可根据具体情况进行解释与宣教）。

（5）对患者进行详细的入院评估。

沟通规范：评估结束后“请您稍等，您的主管医师马上过来对您的病情进行评估，以便做出诊断和治疗方案。”

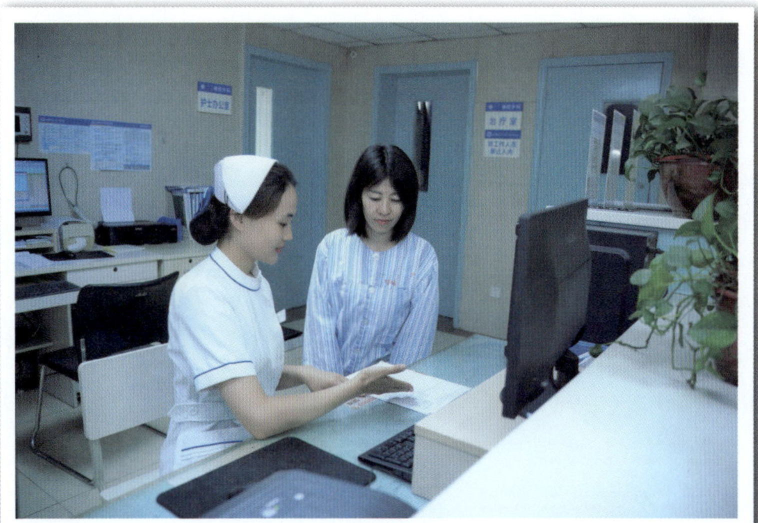

（6）根据医师诊断和开出的医嘱，护士针对性地进行疾病知识和各项检查的宣教。

（7）护士离开病房时，向患者道别并关闭房门。

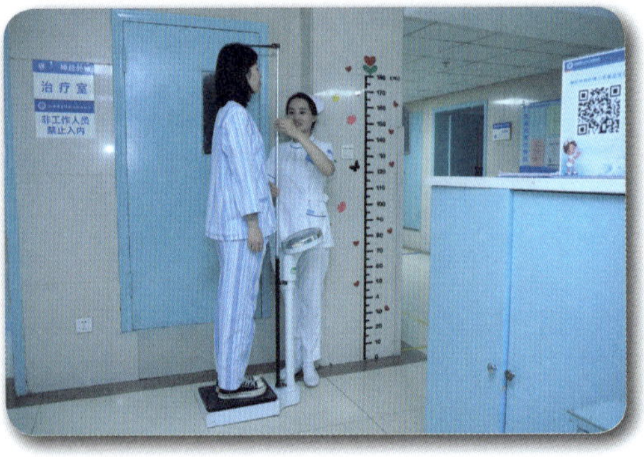


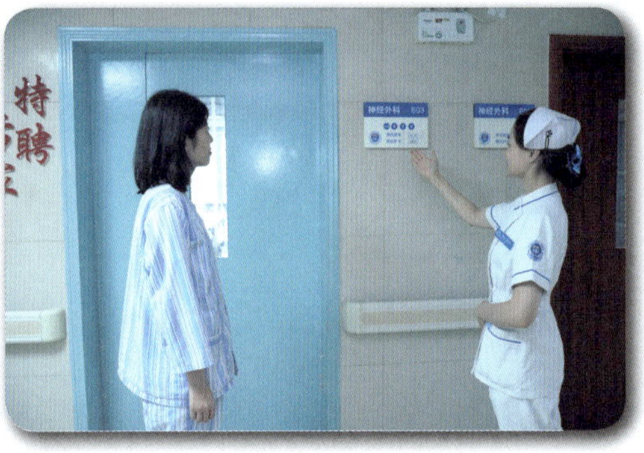


### 3）延续服务

（1）各科室根据患者需求提供便民措施。

（2）各科室配备针线、花镜、指甲刀等便民物品。

## 三 晨间护理服务标准

### 1）仪表环境

（1）护士仪表整洁，佩戴胸牌，亲切主动服务。

（2）病房环境整洁，光线柔和，温度适宜。

### 2）服务过程

（1）轻敲病房门进入，问候患者并与其保持目光接触和语言交流，工作中注意保护患者隐私，注意保暖。

沟通规范：“××，早上好！昨天晚上睡得好吗？早饭吃了吗？今天感觉好些了吗？我们将给您整理一下床铺和物品，好吗？”

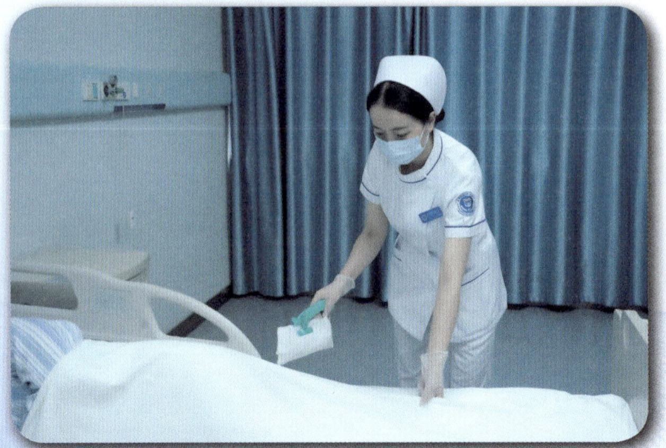

（2）协助行动不便的患者取舒适体位，为其擦身、更衣、扫床、

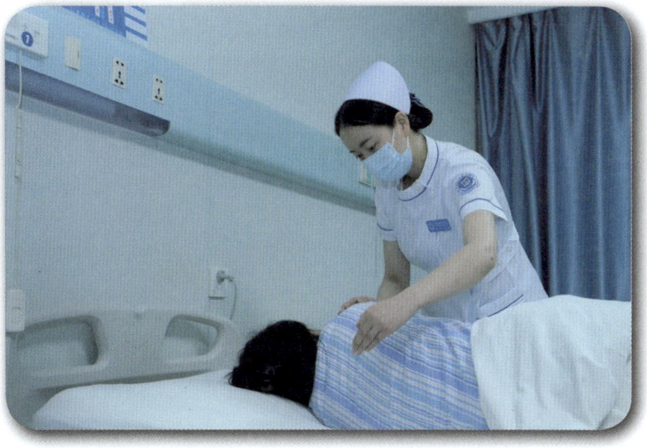

整理物品等。需要帮助的患者，协助其翻身、扣背，同时指导家属正确的手法。

沟通规范：“××，昨晚出汗较多，我们将为您进行擦身并更衣，您会感觉舒服些，好吗？”

（3）工作中随时与患者保持目光接触，进行有效的沟通。

沟通规范：“××，待会儿医师会来查房，有什么不舒服，您可以告知医师。治疗上有什么不清楚都可以询问，我也会把您的情况反映给医师。”

（4）指导家属规整私人物品，以保持病房整洁。告知患者及家属，对病情危重者可留 1~2 位亲人陪伴，查房时请陪人暂时离开病房，以保证查房质量。

（5）晨间护理结束应对患者及家属的配合表示谢意。

沟通规范：“××，谢谢您的配合，如有需要，您随时呼叫我，我也会及时巡视病房。”

### 3）延续服务

根据患者的实际情况，及时做好相应的健康教育。

## 四　静脉输液护理服务标准

### 1）仪表环境

（1）护士仪表整洁，衣帽整齐，佩戴胸牌，规范洗手。

（2）病房环境整洁，光线柔和，温度适宜。

（3）用物准备：在治疗室准备好患者的液体和输液治疗盘（车）。

### 2）服务过程

（1）护士推治疗车轻敲房门后进入病室，得体问候并与患者保持目光接触。

沟通规范：“××，您好，我是责任护士××，今天由我为您治疗，现在感觉怎么样？现在就为您输液，好吗？请问您需要上卫生间吗？”

（2）护士需认真做好“三查十对”工作，并向患者作相应的解释。

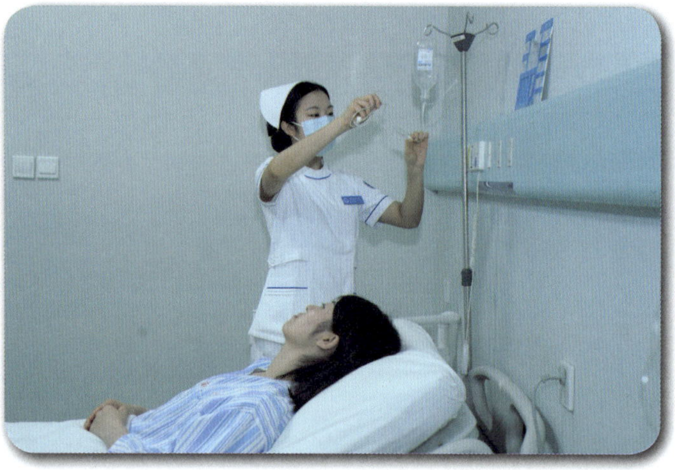

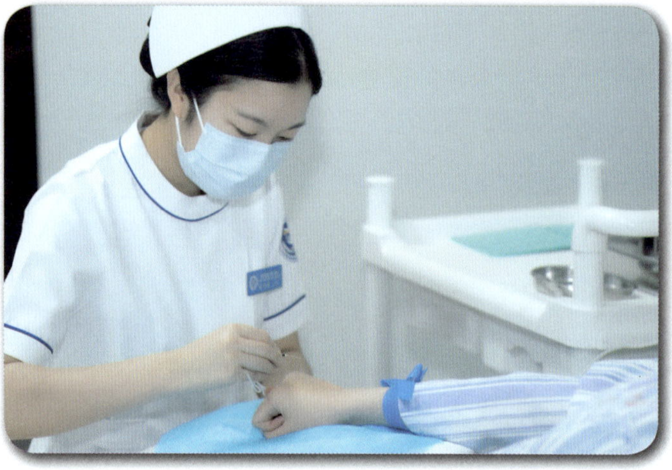

沟通规范："您好，请问您叫什么名字？为确保治疗安全，让我查看一下您的手腕带和床头卡（同时进行PDA扫描）。请问您有药物过敏史吗？"

（3）护士必须再次确认后方可进行操作。

（4）在执行操作的同时，与患者进行语言交流，态度亲切，目光友善，既能做宣教指导，又可缓解其对注射的恐惧感。

沟通规范："请您不要紧张，我动作也会轻柔的。"对患儿给予必要的安抚和鼓励，如拍拍小手，顺便选择便于注射的静脉。

（5）向患者解释所输液体的名称、作用，以及使用时的注意事项、输液的目的和时间。

沟通规范："××，这瓶是抗菌药物，主要作用是消炎，可能会引起××不适，请您不要紧张。我已经为您输上液体，并调节好输液速度，您现在感觉怎么样？请不要随意调节速度，如有不适，请随时按铃呼叫我们，我也会及时巡视病房，谢谢您的配合。"

（6）告知患者共需输几瓶液体，这是第几瓶。

### 3）延续服务

（1）穿刺结束后整理用物，帮助患者取舒适体位，如穿刺结束后将患者手臂置于躯干边，冬天应将患者输液侧肢体放入被内。

（2）输液期间主动协助患者去卫生间。

（3）就餐时间协助患者进餐。

# 五 肌内注射护理服务标准

## 1）仪表环境

（1）护士仪表整洁，衣帽整齐，佩戴胸牌，规范洗手。

（2）病房环境整洁，光线柔和，温度适宜。

（3）用物准备：在治疗室准备好肌内注射治疗盘。

## 2）服务过程

（1）护士推治疗车轻敲房门后进入病室，得体问候并与患者保持目光接触。

沟通规范：“××，您好，现在感觉怎么样？我是护士××，我来为您打针，可以吗？”

（2）护士需认真做好“三查十对”工作，确保治疗安全，并向患者作相应的解释。

沟通规范：“请问您叫什么名字？让我查看一下您的手腕带和床头卡（同时进行PDA扫描）。”

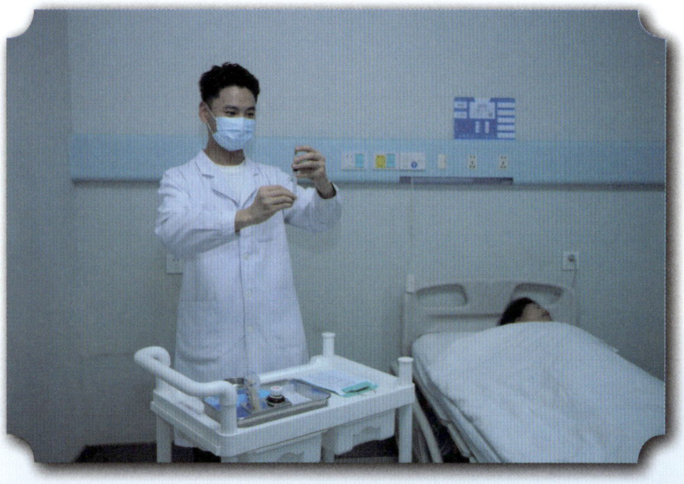

（3）了解患者的病情及治疗过程，向患者介绍注射的目的、药物作用等，并询问患者用药史及过敏史。

沟通规范：“××，您目前仍高热不退，遵医嘱现需要为您注射一支退热药物，请您配合，好吗？”

（4）协助患者取正确姿势，选择正确的注射部位，采用无痛注射法。

沟通规范：“××，给您注射臀部。请您侧卧，将上侧腿伸直，下侧腿弯曲，这个药注射时会有点痛，我会慢慢推药。”

（5）注意分散患者的注意力，可以边操作边交谈。

沟通规范：“××，请放松，如有不适请及时告诉我。”

（6）注射完毕告知患者并交代注意事项，协助其穿好衣服并取舒适体位，盖好被子。

沟通规范：“××，针已打完，谢谢您的配合，请多喝水，有助于降温。30分钟后我来为您测量体温，期间如有不适，请按呼叫器叫我，我也会及时巡视病房，您好好休息。”

### 3）延续服务

注射后须及时观察药物不良反应及疗效。

## 六 患者服药护理服务标准

### 1）仪表环境

（1）护士仪表整洁，衣帽整齐，佩戴胸牌，规范洗手。

（2）病房环境整洁，光线柔和，温湿度适宜。

（3）送药车无灰尘和污迹，服药杯清洁，备好温开水。

### 2）服务过程

（1）推发药车，携带口服药执行单，轻敲房门后进入病房。

（2）得体问候患者，保持目光接触。

沟通规范："您好，我是护士 ××，请问您叫什么名字？让我查看一下您的手腕带和床头卡（同时进行 PDA 扫描）。今天感觉怎么样？服药时间到了。"

（3）为患者送上服药所需的温开水，帮助其坐起，并协助其服药。动作得体，语气温柔和蔼。

沟通规范："这是您中午的药，现在我给您倒点水把药吃了，好吗？"

（4）用通俗易懂的语言告知患者所服用药物的用法及相关注意事项。

· 降血糖药

沟通规范："××，您好！由于您的血糖较高，需口服降血糖药，这是瑞格列奈，增加胰岛素分泌，需在餐前口服，请您现在用温开水送服，20 分钟后再吃饭，可以吗？"

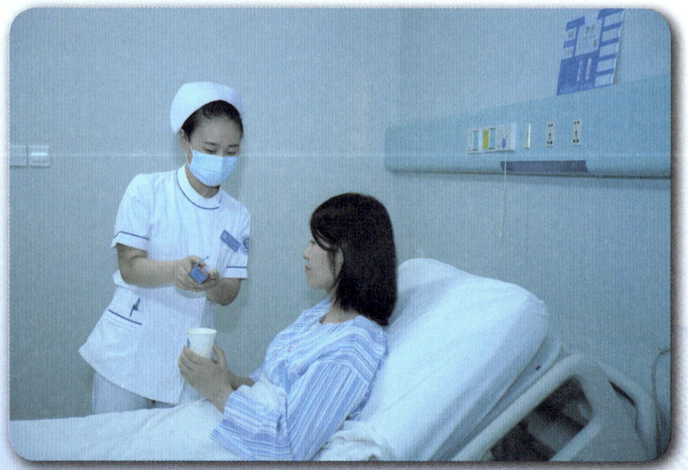

· 需餐后服用的药

沟通规范："××，您好！这是多糖铁，主要纠正缺铁性贫血，对胃黏膜有刺激性，需餐后 30 分钟左右再吃药，请问您几点用的餐呢？"

· 需清晨空腹服用的药

沟通规范："××，您好！

这是左甲状腺素钠片，用于补充甲状腺激素，治疗甲减，食物及胃液的酸碱度会影响药物的吸收，因此需在清晨餐前1小时服用，请您现在用温开水送服，1小时后再吃饭，可以吗？”

（5）离开病房，向患者道别，语气温和，动作轻柔，关好房门。

沟通规范：“××，您好好休息，如有任何需要或不适请及时按呼叫器，我也会及时巡视病房。”

（6）发放口服药物注意事项：①正确的患者，核对患者信息并对其病情做好评估。②正确的药物和剂量，核对并检查药物的有效期、包装和瓶签。③正确的时间给药，并给予患者服药注意事项的正确指导。④做好药物的发放记录及反馈，如患者拒绝服药时，通知医师并做好护理记录。

### 3）延续服务

（1）对特殊药物（如降温、止痛药等）：确认患者服药后，将呼叫器放在伸手可及之处，嘱患者如有不适，及时按铃呼叫，半小时后需观察疗效和伴随症状。

（2）药物使用指导：向患者详细介绍药物的名称、剂量、用法、作用及可能出现的不良反应，确保患者正确使用药物。

（3）病情监测及反馈：定期对患者进行随访，了解其病情变化，并根据情况调整药物剂量或治疗方案。

（4）康复指导：根据患者的具体情况，提供个性化的康复建议，包括饮食调整、运动锻炼、生活方式改善等。

（5）心理支持：关注患者的心理变化，提供心理支持和疏导，减轻患者的焦虑和恐惧情绪。

## 七　吸氧护理服务标准

### 1）仪表环境

（1）护士仪表整洁，衣帽整齐，佩戴胸牌，规范洗手。

（2）病房环境整洁，光线柔和，温湿度适宜。

（3）用物准备：治疗室内备好吸氧物品。

### 2）服务过程

（1）备齐用物至床边，向清醒的患者打招呼，得体问候并保持目光接触。对于急重症患者，向家属解释吸氧护理。

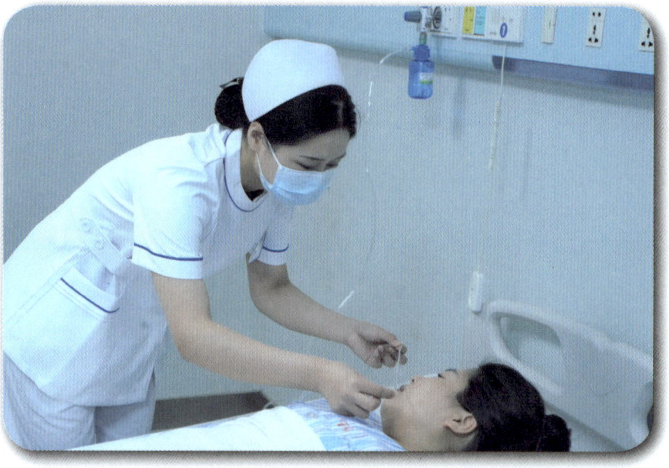

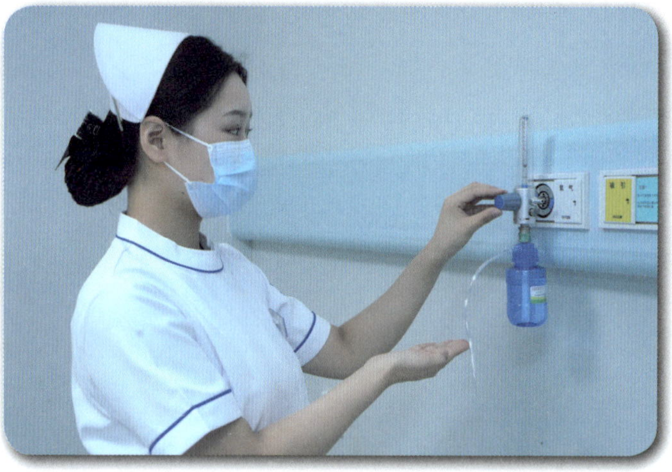

沟通规范："您好，我是护士 ××，请问您叫什么名字？让我看一下您的手腕带和床头卡（同时进行 PDA 扫描）。您现在感觉怎么样？根据您目前的病情和医师的医嘱，需要为您进行吸氧治疗，请您不必过于紧张。吸氧可以缓解您胸闷、气促、呼吸困难等不适症状。"

（2）避免患者紧张，护士根据患者情况进行解释。

沟通规范："××，您好，现在为您进行鼻导管吸氧。鼻导管吸氧方式安全、简单，不影响您进食、睡眠或清洁口腔，请您放心。如果吸氧时您感觉有异常的气味，这是正常现象，请您不要有顾虑。"

（3）根据医嘱调节好氧流量，清洁双侧鼻腔，行吸氧操作，并妥善固定。

沟通规范："××，我已为您调好氧流量，请您不要随意调整。"

（4）告知患者吸氧的注意事项。

沟通规范："××，为了您的安全，吸氧期间，请您及家属不要在室内吸烟、使用打火机等，谢谢配合。"

（5）协助患者取舒适体位。随时观察患者的病情，注意症状有无改善，及时与患者沟通。

沟通规范："××，您感觉好些了吗？如有不适，请及时按呼叫器，我也会及时巡视病房，请安心休息，谢谢您的配合。"

### 3）延续服务

（1）及时巡视，观察患者症状是否改善。

（2）可为患者提供棉签及温开水，帮助其湿润鼻腔。

## 八　静脉采血护理服务标准

### 1）仪表环境

（1）护士仪表整洁，衣帽整齐，佩戴胸牌，规范洗手。

（2）病房环境整洁，光线柔和，温度适宜。

（3）用物准备：护士将检验标签与试管、医嘱进行核对，准备好采血治疗盘。

### 2）服务过程

（1）护士推采血治疗车轻敲房门后进入病房，得体问候患者，告知患者采血的目的。查对患者姓名、住院号、床号、化验项目，询问患者进食、运动情况及情绪，以及愿意采血的肢体。

沟通规范："××，您好，我是护士××。今天需要检查肝功能，我现在为您抽血，好吗？请让我评估一下您的血管情况。您希望在哪只手臂进行采血呢？我先协助您平躺。"

（2）护士再次确认信息后进行抽血。

沟通规范："请问您叫什么名字？让我看一下您的手腕带和床头卡（同时进行 PDA

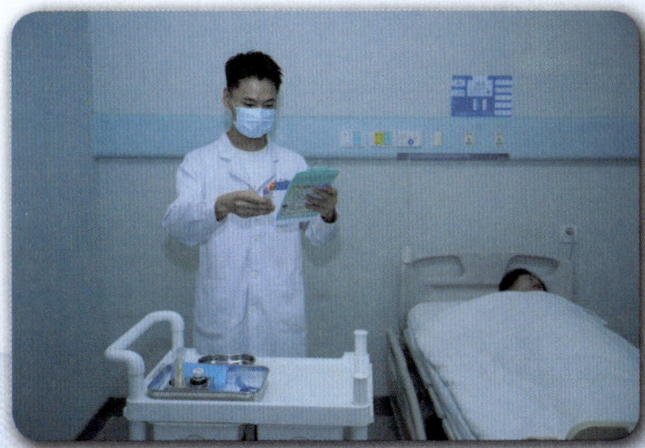

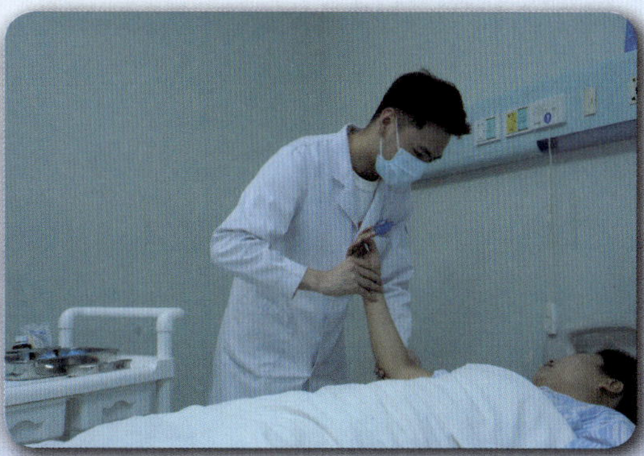

扫描）。抽血对您的健康没有任何影响，我现在给您的穿刺部位消毒。请您握紧拳头……好了，血已抽好，谢谢您的配合。”

（3）采血完毕，护士帮助患者按压针眼 3~5 分钟，并用敷贴粘贴针眼处，告知患者何时取下，整理衣袖并盖好被子。

沟通规范：“××，这块敷贴是保护针眼的，贴一会可以取下。”

（4）针对不同患者，护士应耐心解释采血的目的和意义。

### 3）延续服务

（1）以通俗易懂的语言告知患者及家属化验结果出具的时间，早晨是否可以进食。

沟通规范：“您今天的化验项目大约下午 3 点左右出结果，我们会及时告诉您的。您今天还有需空腹检查的其他项目，如 B 超等。因此，暂时还不能吃东西、喝水，谢谢您的理解和配合。”

（2）当患者因故不在病房时，可在床头柜放提示卡，提示患者返回后按铃告诉护士，再次到床边为患者采血。

## 九 口腔护理服务标准

### 1）仪表环境

（1）护士仪表整洁，衣帽整齐，佩戴胸牌，规范洗手。

（2）病房环境整洁，光线柔和，温度适宜。

（3）用物准备：在治疗室准备好口腔护理物品。

### 2）服务过程

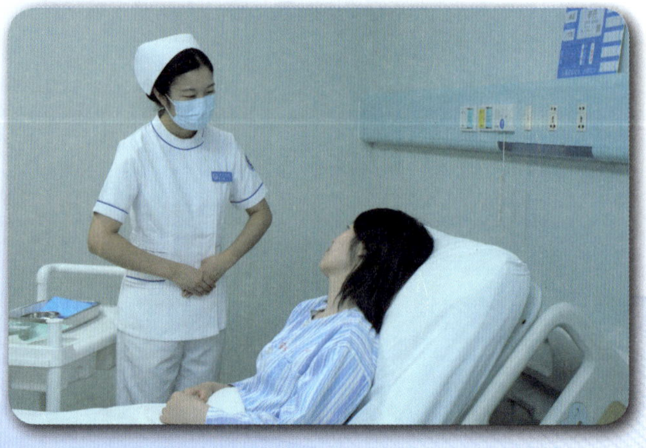

（1）护士推治疗车轻敲病房门后进入病房，得体问候患者，并保持目光接触。

沟通规范：“您好，我是护士××，请问您叫什么名字？让我查看一下您的手腕带和床头卡（同时进行 PDA 扫描）。您感觉好些了吗？您刚做过手术，又不能进食，需要做口腔护理，也就

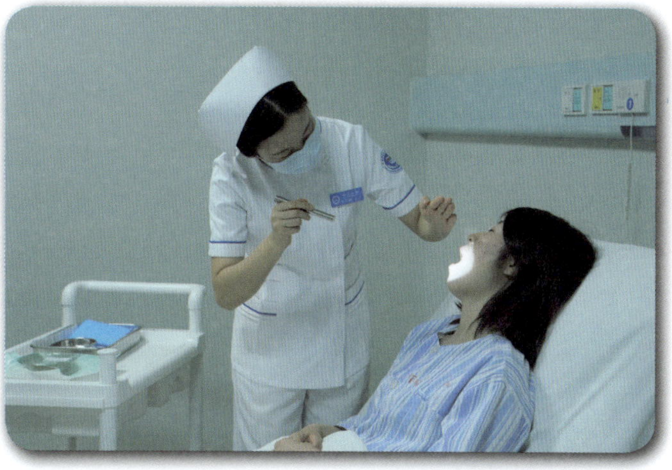

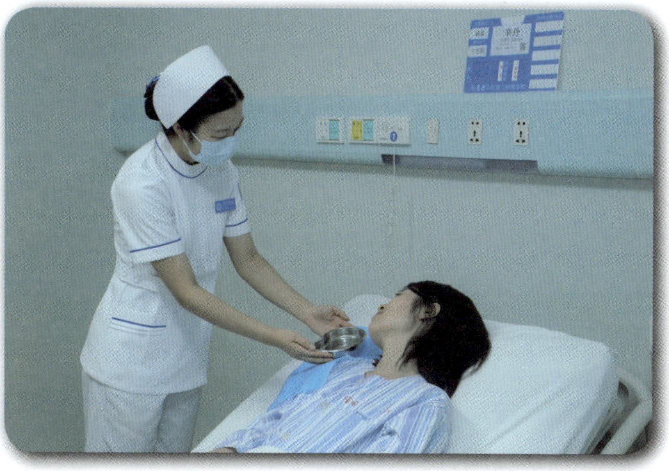

是帮您漱口、清洁口腔，这样您会感觉舒服一些。现在由我为您做口腔护理，可以吗？”

（2）操作前协助患者侧卧或平卧，头偏向护士一侧。

沟通规范：“请您把头转向我这边，或者我协助您向这边侧躺……对，您配合得非常好。”一边将治疗巾围于颌下，弯盘置口角旁，一边说：“我在这里铺一个治疗巾，放一个弯盘，方便您漱口时将漱口水吐出。”

（3）护士边进行口腔护理操作，边指导患者配合，以患者口腔的清洁与舒适为目的，操作过程中注意患者的反应。

沟通规范：“请您张开嘴，让我看一下？再张大一点，喝口水漱一下。现在要擦洗 ×× 面，请您把嘴巴张开，您配合得很好……现在可以闭上嘴巴休息一下。”

（4）操作后嘱咐患者注意事项并整理好床单位，帮助患者置于舒适的体位。

沟通规范：“××，您感觉舒服一点吗？您配合得很好，谢谢，下午我还会再来给您清洁一次，您还有什么需要吗？这样的体位合适吗？需要摇低床头吗？”

（5）嘱咐后，轻轻地关上房门离开。

沟通规范：“您现在还不能进食、喝水，等病情允许可以进食、喝水时，我会及时告诉您。有事请按呼叫器，我也会及时巡视病房，您先休息吧。”

### 3）延续服务

根据病情选择合适的漱口液，并控制好水温。

## 十 留置胃管护理服务标准

### 1）仪表环境

（1）护士仪表整洁，衣帽整齐，佩戴胸牌，规范洗手。

（2）病房环境整洁，光线柔和，温度适宜。

（3）用物准备：在治疗室准备好留置胃管治疗盘。

### 2）服务过程

（1）护士端治疗盘轻敲房门进入病房，与患者保持目光接触，站在患者右侧，得体问候患者。

沟通规范：“您好，我是护士 ××，请问您叫什么名字？让我查看一下您的手腕带和床头卡（同时进行 PDA 扫描）。依据您的病情需要和医嘱，我将为您置胃管，请您配合一下，好吗？”

（2）告知患者及家属插胃管的重要性和必要性，以及置管的大致过程和可能不舒服的感觉、相关的配合事宜，取下假牙。

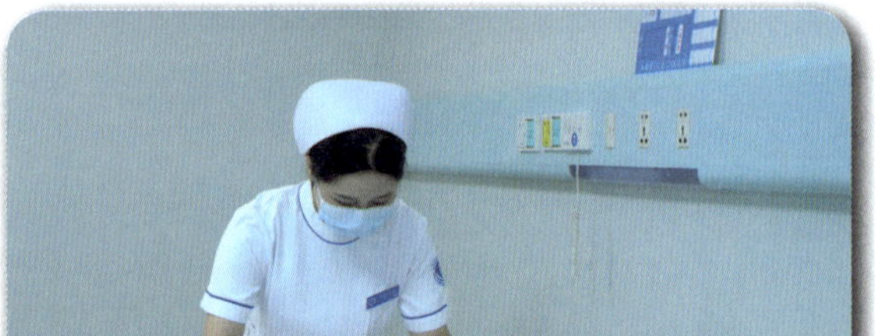

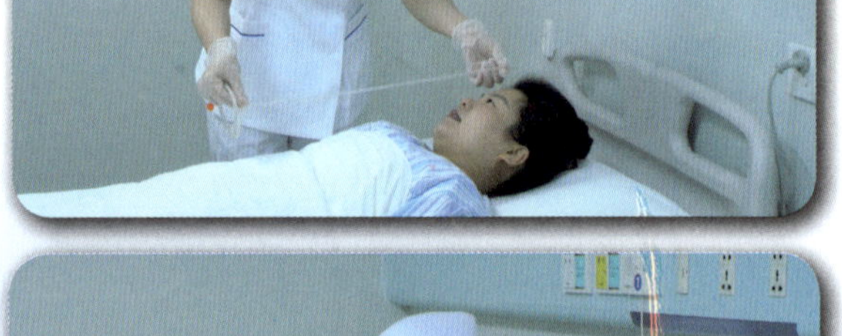

沟通规范：“您好，由于您不能经口进食，需要从胃管内注入流质食物，以保证摄入足够的营养、水分和药物；缓解肠梗阻所致的症状；进行胃肠道手术的术前准备；术后吸出胃肠内气体和胃内容物，减轻腹胀，减少缝线张力和伤口疼痛，改善胃肠壁血液循环，促进消化功能的恢复；通过对胃肠减压吸出物的判断，可观察病情变化和诊断。留置胃管就是将胃管从鼻腔经咽喉插入胃内，插管过程中您可能会有不适，请您配合我做吞咽动作，难受时深呼吸，这样能缓解您的不适。请问您是否佩戴假牙？”如有，协助患者取下假牙，放入杯内清水中保管好。

（3）询问患者是否有鼻腔疾患。

沟通规范：“请让我检查一下您的鼻腔情况，以前做过鼻腔手术吗？”患者否认后，清洁一侧鼻腔。颌下及前胸处铺上治疗巾，患者确认后护士测量好插入胃管的长度，并用液状石蜡湿润胃管前端约 15 cm 左右。按操作规程开始从鼻孔轻轻地、缓缓地插入。当插到 15 cm 时，协助患者头往前倾，下颌抵住前胸，并嘱咐患者做吞咽动作。一边操作一边鼓励患者："您好，我会尽量动作轻柔一些，请深呼吸。对，就是这样，您做得很好，马上就好了。"当胃管进入到 45~55 cm 左右时，暂做固定，采用三种方法确认胃管是否已在胃内，然后妥善固定。

（4）根据需要做胃肠减压或鼻饲。如果插管过程中患者出现呛咳或面色改变时，应立即拔出胃管，患者休息片刻重新插入。

（5）操作结束时告知患者注意事项。

沟通规范："××您好，现在胃管已经插好了，感谢您的配合！如有需要请随时按呼叫器告诉我们，我也会及时巡视病房。请您在翻身和活动时注意避免牵拉胃管，为了您早日康复，请您不要自行拔出胃管。"

### 3）延续服务

（1）护士及时巡视病房，注意患者的全身反应及胃管的位置、通畅与否，引流液的量、颜色变化；鼻饲者应该注意调好鼻饲液的温度（39~40 ℃）、量（每次 200 ml），每次确认胃管在位方可进行。

（2）做好每日 3 次的口腔护理，禁食期间注意电解质变化。

## 十一　吸痰护理服务标准

### 1）仪表环境

（1）护士仪表整洁，衣帽整齐，佩戴胸牌，规范洗手。

（2）病房环境整洁，光线柔和，温度适宜。

（3）用物准备：在治疗室准备好吸痰护理治疗盘。

### 2）服务过程

（1）了解患者的病情，吸痰前做好解释。让患者知道吸痰的重要性并积极配合。护士的言行要充分体现出严谨的工作作风，显示出同理心。

沟通规范："您好，请问您叫什么名字？我是护士××，让我查看一下您的手腕带和床头卡（同时进行 PDA 扫描）。根据目前的情况，需要给您吸痰。吸痰时会有不适，为了保持呼吸道畅通，吸痰是非常重要的，请您理解和配合。"

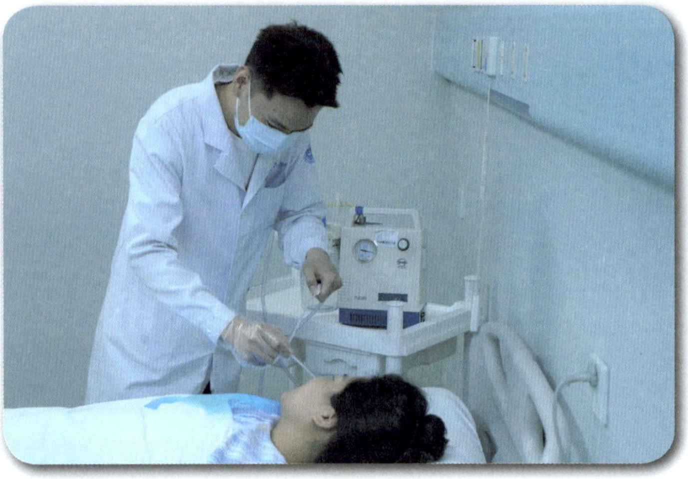

（2）须随时观察、评估患者的呼吸情况，有无吸痰的指征。吸痰前要告知患者相关事宜，吸痰过程中及时与患者沟通，以取得患者配合（护士吸痰过程禁忌将吸痰管上下提插，时间 < 15 秒；建立人工气道的患者要加压给氧 1~2 分钟）。

沟通规范："您好，请您不要紧张，吸痰时会有点刺激不适，或刺激性咳嗽，我会轻一点。您感觉如何？请您深呼吸。"

（3）吸痰结束后及时评估患者，并告知相关事项。

沟通规范："××，痰已经吸出来了，您感觉好些了吗？请您多喝水，这样可以防止痰液黏稠。如有不适，请您告诉我，我会及时处理的。"

（4）气管插管或气管切开的患者，要建立非语言沟通方式。如鼓励患者时，竖大拇指；安慰患者时拍拍患者的肩膀；表示同意时，用点头或眨眼等动作示意；表示不同意时，用摇头示意等。

（5）判断患者呼吸道是否有痰，并及时处理。结束后协助患者取舒适体位，给予疾病相关健康教育。

沟通规范："您好好休息，请放心，我也会及时巡视病房。"

### 3）延续服务

护士需及时评估患者有关呼吸的相关主、客观指标，如患者的面色、血气分析、呼吸机参数等。

## 十二　导尿护理服务标准

### 1）仪表环境

（1）护士仪表整洁，衣帽整齐，佩戴胸牌，规范洗手。

（2）病房环境整洁，光线柔和，温度适宜。

（3）用物准备：在治疗室准备好导尿治疗盘置于治疗车上。

### 2）服务过程

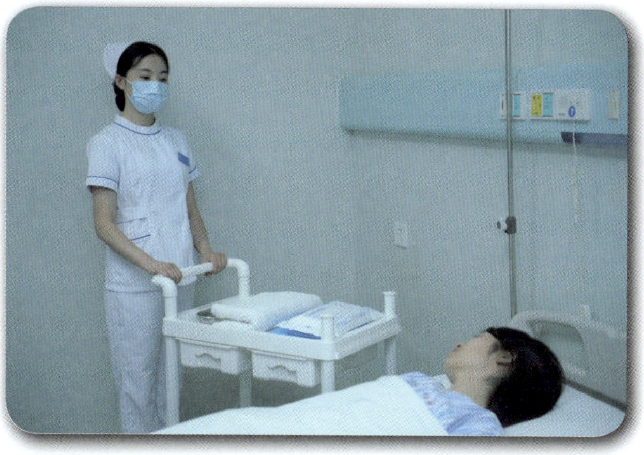

（1）推治疗车轻敲门后进入病房，见到患者时得体问候并保持目光接触，说明导尿的目的。

沟通规范：“您好，我是护士××，请问您叫什么名字？让我查看一下您的手腕带和床头卡（同时进行 PDA 扫描）。因手术治疗的需要，根据医嘱需要为您行导尿治疗，现在我来为您导尿，好吗？”

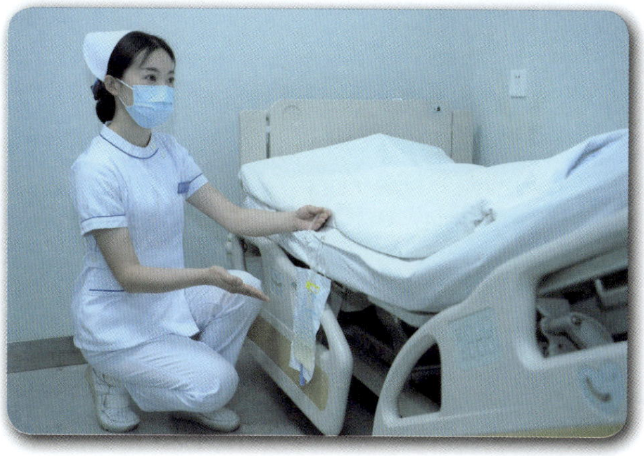

（2）创造相对私密的空间，保护患者的隐私（关闭门窗，拉好围帘，冬天注意保暖）。

（3）开始导尿前，向患者解释插尿管时可能发生的不适，以取得患者的配合，协助患者取膀胱截石位，并清洗外阴（初步消毒）。

沟通规范：“您好。插尿管过程中您可能有一些不适，如轻微的痛感。您不用担心，我动作会轻柔一些，请您配合，好吗？”

（4）导尿过程中动作轻柔，注意分散患者注意力，可嘱其深呼吸。

沟通规范：“您感觉还好吗？如有不适请及时告诉我。”

（5）导尿结束后，告知并感谢患者的配合。

沟通规范：“××，导尿已完成了，您感觉如何？稍后感觉会好些，谢谢您的配合。”

（6）导尿后为患者做相关知识指导与宣教。

沟通规范：“××，您要注意多喝水，有利于预防泌尿系统感染，我们每天为您做两次会阴护理。翻身活动时，请注意不要使尿管受压、扭曲或脱出。”

### 3）延续服务

护士及时巡视病房，观察患者尿液的性质、颜色和量，导管是否通畅，并及时根据病情与医嘱处理患者的问题。

沟通规范：“××，您还有问题吗？如果有需要请随时按呼叫器，我也会及时巡视病房。”

## 十三 膀胱冲洗护理服务标准

### 1）仪表环境

（1）护士仪表整洁，衣帽整齐，佩戴胸牌，规范洗手。

（2）病房环境整洁，光线柔和，温度适宜。

（3）用物准备：在治疗室准备好膀胱冲洗治疗盘。

### 2）服务过程

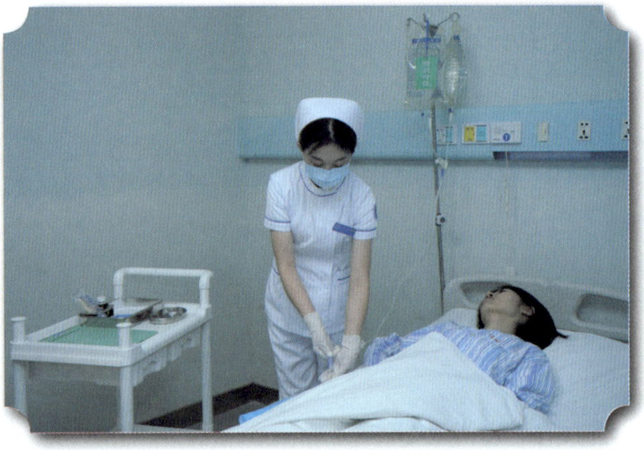

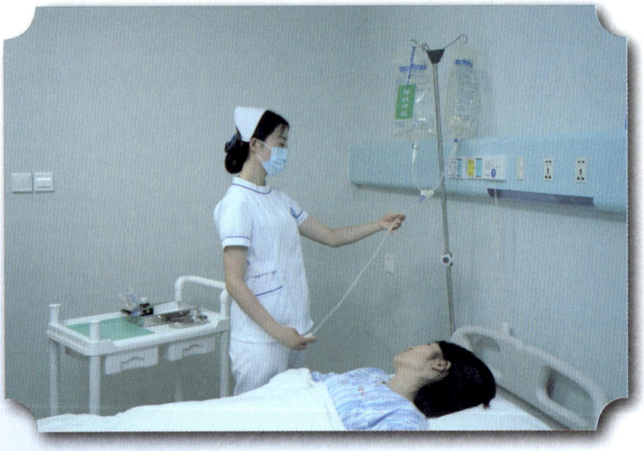

（1）护士推治疗车轻敲门后进入病房，得体问候患者，并保持目光接触。

沟通规范：“您好，我是护士××，请问您叫什么名字？让我查看一下您的手腕带和床头卡（同时进行PDA扫描）。我来为您做膀胱冲洗，好吗？”

（2）创造相对私密的空间，保护患者的隐私（关闭门窗，拉好围帘，冬天注意保暖）。

（3）告知患者有关的治疗情况，取得配合。

沟通规范：“请您不要紧张，膀胱冲洗就是……一般不会有不适感。您还有问题吗？在冲洗过程中，如出现下腹疼痛等不适，请及时告诉我。现在可以开始吗？”

（4）根据治疗需要告知患者及家属相关情况，如前列腺术后持续冲洗等。

（5）协助患者取舒适卧位，冲洗过程中主动询问患者有何不适，做必要的解释。冲洗过程中，如有异常情况及时通知医师，如术后有大量血性液体流出等。保持引流管通畅，并及时与患者沟通。

沟通规范：“您感觉如何？如有不适请及时告诉我，好吗？”

（6）治疗结束后为患者做相关知识指导与宣教。

沟通规范："××，治疗已结束，您可在日常生活中多饮水，达到自然冲洗的目的。翻身活动时，请注意不要使尿管受压、扭曲或脱出。您还有什么问题吗？如需要帮助，请及时按呼叫器，我也会及时巡视病房，谢谢您的配合。"

### 3）延续服务

护士及时巡视病房，观察患者流出液的性质、颜色和量，导管是否通畅，并及时根据病情与医嘱处理患者的问题。

## 十四　术前指导护理服务标准

### 1）仪表环境

（1）护士仪表整洁，衣帽整齐，佩戴胸牌，规范洗手。

（2）病房环境整洁，光线柔和，温度适宜。

### 2）服务过程

（1）护士轻敲门后进入病房，得体问候患者，并保持目光接触。

沟通规范："您好，我是护士××，请问您叫什么名字？让我查看一下您的手腕带和床头卡（同时进行PDA扫描）。您明天要进行手术，医师是否告知您？今天感觉如何？"

（2）注意观察，倾听和了解患者的心理状况，酌情做相应的解释与指导。

沟通规范："××，现在我跟您谈谈有关您明天手术的情况，您有什么想法或需要都可以告诉我，好吗？"

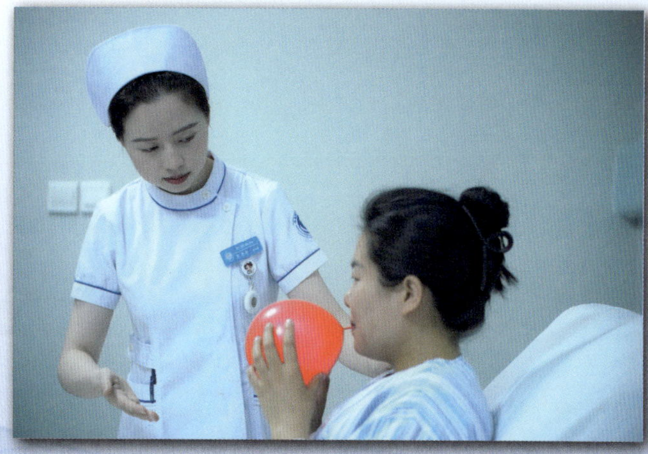

（3）根据医嘱手术类型了解患者或家属对手术的期望和顾虑（根据不同疾病作针对性的解释与宣教）。

沟通规范："您好，明天您要进行的是 ×× 手术。手术时间大约是上午 9 点，手术室人员会到病房接您前往手术室，我们会与手术室人员进行详细的交接，请您放心。"

（4）告知患者术前需配合的事宜：①不可外出，医师需要与患者及家属进行谈话签字、麻醉谈话签字等。②术前需取下饰品、假牙等。③指导患者饮食及个人卫生，如禁食、禁水的时间。

沟通规范："您好，今天下午医师会进行手术前的谈话，麻醉医师要对您进行术前访视，如有疑问您可以询问他们，他们会跟您解释的，请您一定要配合。"

（5）护士需按规范填写围手术评估单，并告知患者相关事项。

（6）根据手术需要与医嘱，护士需做好术前相关准备的告知，如备皮、胃肠减压、灌肠、导尿等。

沟通规范："××，我说明白了吗？"

（7）护士应创造机会让患者（病情允许者）与同种疾病术后的患者交流，获取更多的信息，从而树立起手术的信心。

### 3）延续服务

（1）夜班护士、次日责任护士检查术前准备工作的完整性，及时了解患者的心理需求，保证患者的术前准备无遗漏。

（2）送手术室前利用核查表进行核对，打"√"签名，送手术室时与手术室人员再次确认，手术室人员签名。

## 十五 清洁灌肠护理服务标准

### 1）仪表环境

（1）护士仪表整洁，衣帽整齐，佩戴胸牌，规范洗手。

（2）病房环境整洁，光线柔和，温度适宜。

（3）用物准备：在治疗室准备好清洁灌肠盘。

### 2）服务过程

（1）护士推治疗车，轻敲房门后进入病室，与患者保持目光接触，站于病床右侧，并将灌肠袋挂于合适的高度，润滑肛管。

沟通规范："您好，我是夜班护士 ××，请问您叫什么名字？让我查看一下您的手腕带和床头卡（同时进行 PDA 扫描）。由于明天早晨手术的需要，我现在将为您灌肠，清洁肠道，请问您需要去洗手间吗？"

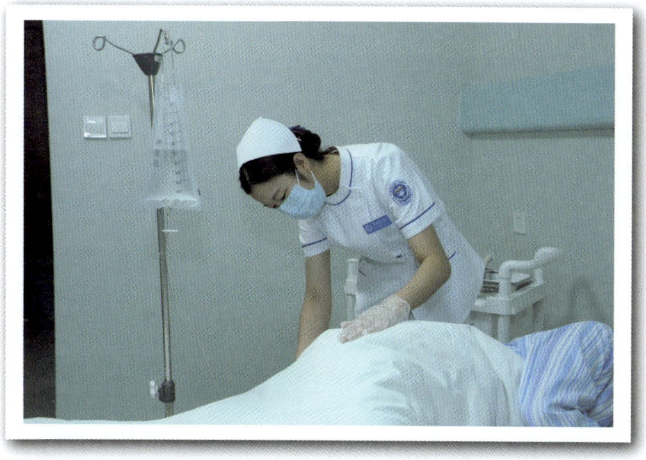

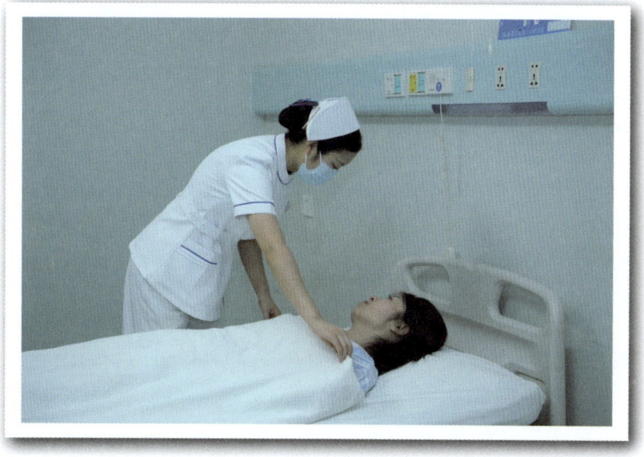

（2）创造相对私密的空间，保护患者隐私（关闭门窗，拉好围帘，冬天注意保暖）。

（3）告知患者灌肠过程中可能出现的不适（如腹部隐痛、恶心、明显的便意感）和应对方法（如放松、深呼吸、张口哈气等），与患者交谈转移注意力。

（4）嘱患者松开裤子（行动不便的患者应协助其完成），取左侧卧位，左下肢伸直，右下肢屈曲，同时垫上一次性中单。护士左手暴露肛门，右手持肛管轻轻插入所需深度，调节好速度，左手按顺时针方向轻轻按摩患者腹部。

（5）严密观察患者的全身和局部情况，如面色情况，是否有出汗、腹痛、便意等。一边操作一边与患者进行交流："您感觉怎么样？如果有什么不适请一定告诉我，我会酌情处理。"

（6）灌肠完毕，协助患者排便，同时需观察排出物的量、性状、颜色，注意倾听患者的主诉。

（7）为患者整理好床单位，取舒适体位，打开窗户通风，离开病房时向患者道别并关好房门。

### 3）延续服务

事先为患者准备好卫生纸，床下备好拖鞋，以便急用。

# 十六 患者入手术室护理服务标准

## 1）仪表环境

（1）护士仪表整洁，衣帽整齐，佩戴胸牌，修剪指甲，不佩戴首饰，规范洗手。

（2）手术室环境整洁，光线柔和，温湿度适宜，提前准备好预保温相关用物。

## 2）服务过程

（1）手术当天，患者在病房完善各项术前准备后，手术室护士提前联系病房护士，告知即将接患者到手术室，提前准备好手术所需用物。手术室护理人员携转运单，推转运工具到病房接患者。进入病房，首先联系病房护士，共同前往患者床位。病房护士携病历，手术室护理人员携转运单共同核对患者床号、姓名。初次核对无误后，与患者沟通，注意语气温和。

沟通规范：先做自我介绍“您好，我是手术室护士 ××，马上要为您进行手术，由我来接您到手术室，在这之前，有几项信息再跟您核对下，希望您能够配合一下。”接下来，手术室护理人员以询问的方式继续与患者进行核对，“请问您叫什么名字？您知道自己做的是什么手术吗？让我看一看手术部位标识好吗？早上有无进食、进水？是否需要去卫生间？是否有假牙？身上有无贵重物品？”

（2）核对手术基本信息，如病历、转运单、腕带、床号，结合询问的方式仔细核对。

（3）查看病历。核对病历中手术谈话记录、感染四项是否完备。

（4）核对药品、用物。由手术室护士与病房护士共同核对抗生素相关信息，以及术中所需其他药物（如胰岛素）等；核对影像学资料及其他用物（如支具、腹带、矫正鞋）等。

（5）将平车推到患者床旁，将患者移至平车上，动作要轻柔。

（6）携带病历、影像学资料、术前用药，以及其他用物等将患者转运至手术室。

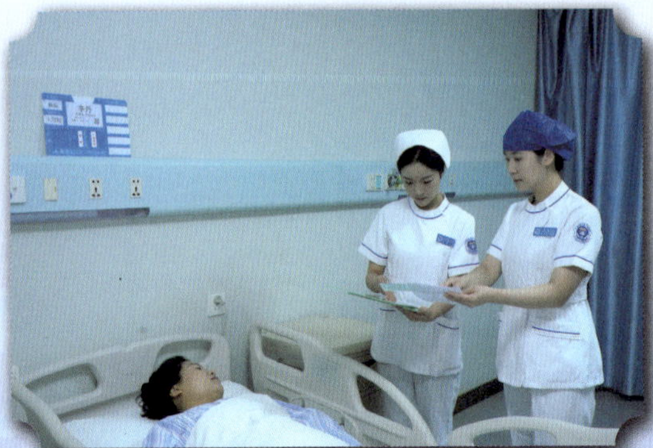

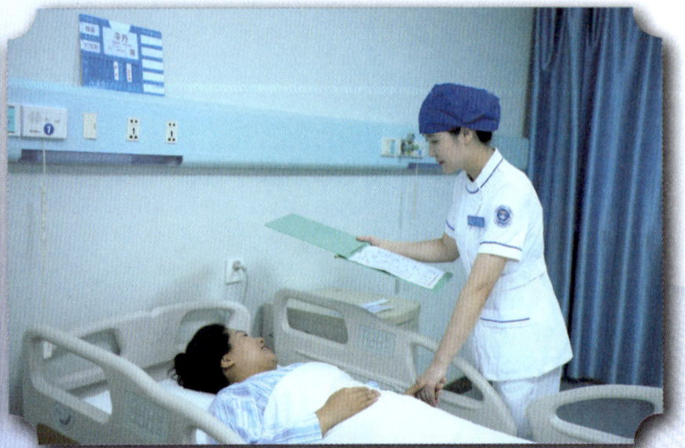

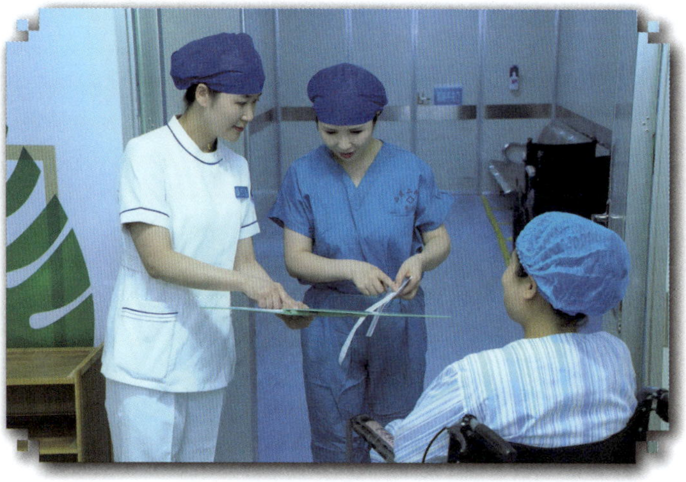

沟通规范：护送途中可握住患者的手，“您要放松心情，这样不会致血压升高，有利于手术顺利进行，请放心，您的家属会在手术室家属等候区等您。”

（7）到达手术室后，转运人员与手术室巡回护士交接，履行检查手续，交接病历、各项药品、物品等，为患者戴好帽子，换洁净拖鞋，并再次关怀患者。

沟通规范：“您好，这是今天手术的人员，她会陪您到手术间，手术后也会护送您回病房。您别着急，手术期间手术医师和护士会照顾您的。祝您手术顺利！”

（8）手术室巡回护士将患者接入手术间后，核对各项信息，并运用爱伤观念保护患者隐私，做好保暖等工作，为后续工作做好一切准备。

### 3）延续服务

（1）在患者送手术室后，病房护士需及时准备舒适的麻醉床。

（2）转运人员告知家属等待手术大概所需时间，建议家属在手术室家属等候区休息，等待患者手术结束。

（3）如遇小儿患者，全程与家属核对信息，确认无误后接入手术间。

## 十七　患者术后返回病房护理服务标准

### 1）仪表环境

（1）护士仪表整洁，衣帽整齐，佩戴胸牌，规范洗手。

（2）病房环境整洁，光线柔和，温度适宜。

### 2）服务过程

（1）患者返回病区，护士快步迎上，和手术室人员一起将患者推到病房，轻轻呼唤患者姓名（护士在相关人员的协助下，将患者移动至病床）。

沟通规范：“××，手术已经完成，我们帮助您移到病床上，好吗？移动过程中会

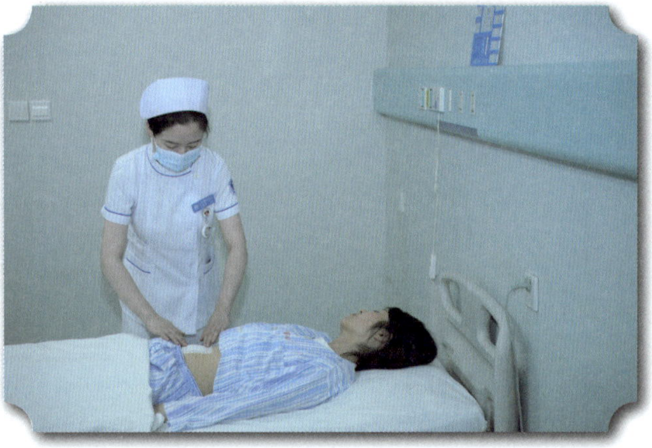

有点不舒服，我们尽可能小心点，请您别担忧。”

（2）术后按规范要求评估患者的情况，包括神志、生命体征、伤口敷料、各种管道、双下肢活动、皮肤等情况。必要时拉好围帘，保护患者隐私。

沟通规范：“××，现在您已经回到病房了，感觉怎么样？我为您检查一下伤口敷料？”

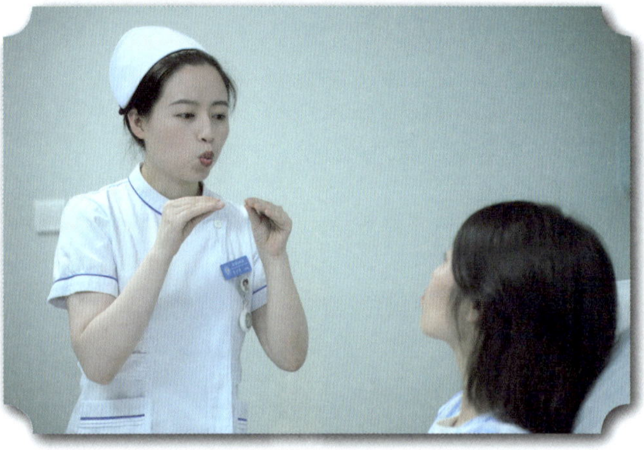

（3）护士熟练地将各种管道妥善固定、连接好，并接上心电监护仪等，解释其重要性和意义。向患者及家属解释手术结果，如果需要，请相关医师对家属做深入的解释，同时告诉患者及家属所有的注意事项（全麻未清醒患者，取平卧位，头偏向一侧，使口腔分泌物或呕吐物易流出，避免误吸；腰麻患者平卧 4~6 小时，头偏向一侧。术后镇痛泵的使用、引流管的护理等）。

沟通规范：“您好，由于手术刚完成，您先生目前还不能进食，我们会为其静脉输液，一旦可以进食（水），我们会及时告知的。由于麻药的作用，患者暂时还未完全清醒，请别太担忧，如有什么不适或需要帮助的，您可以随时按呼叫器，好吗？”

（4）耐心告知患者家属术后护理工作。

沟通规范：“我们每天将为患者做两次口腔护理，以保持患者的口腔清洁。”

“如果需要，我们会帮助患者注射止痛药，以缓解伤口带来的疼痛。”

“××的腹部有一个切口，我们会观察有无出血现象。如果患者需要上厕所，我们会为其提供尿壶并协助进行。”

“如果患者觉得卧床姿势不舒服，可以尝试变换姿势，这样做不会影响伤口。如果患者感觉良好，可以尝试下床活动，使肺部得到更好地舒张，同时促进肠蠕动恢复，也有助于伤口的愈合。”

（5）如果患者家属需要与手术医师了解详细情况，护士应协助安排。

沟通规范：“××，现在医师还在手术，如果您想了解手术情况，手术结束后，我会及时告知您。”

（6）告知患者家属医务人员会安排好一切并照顾好患者。

### 3）延续服务

（1）护士须根据患者病情及时巡视病房、观察病情、记录并监测数据。

（2）护士须对照术后护理处置单进行查对，确保护理工作无遗漏。

## 十八　患者转科护理服务标准

### 1）仪表环境

（1）护士仪表整洁，衣帽整齐，佩戴胸牌，规范洗手。

（2）病房环境整洁，光线柔和，温度适宜。

### 2）服务过程

（1）接到患者转科的医嘱，立即通知责任护士，准备相关转科事宜。

（2）轻敲房门后进入病房，见到患者及家属后得体问候，并保持目光交流。

沟通规范："您好，我是护士 ××，请问您叫什么名字？让我查看一下您的手腕带和床头卡（同时进行 PDA 扫描）。您今天感觉怎么样？"

（3）向患者及家属解释转科的原因及目的，并告知转科时间。

沟通规范："目前根据您的病情和治疗的需要，医师决定下午 2 点将您转到 ××

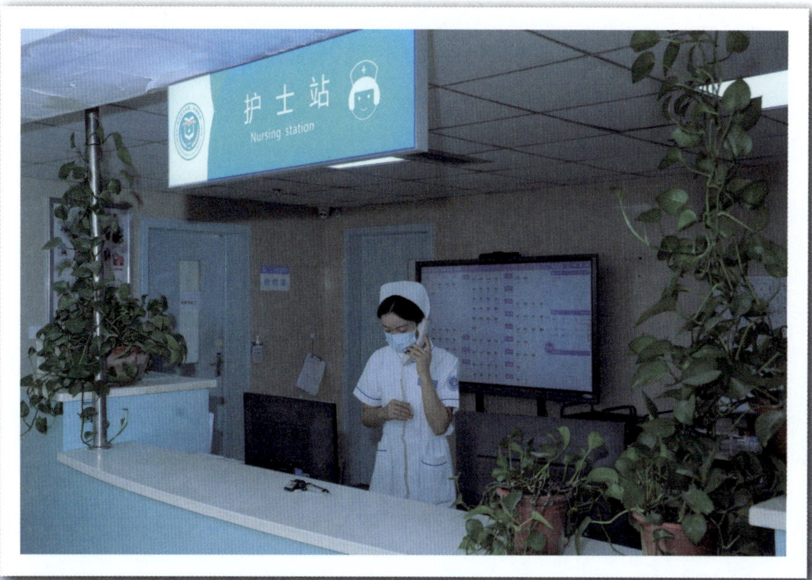

科进行下一步的治疗，转科前我会为您办理好转科手续。到时候我会陪同您到下一个科室，您不必担心，好吗？”

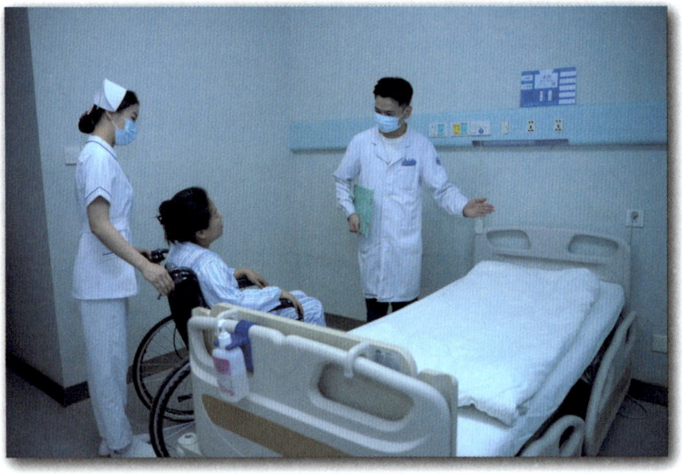

（4）完成各项文书资料、医保相关内容，与接收科室提前沟通好患者的基本情况及下一步治疗的设施、设备，确保患者到达之前已做好接收准备。电话提前告知接收科室准备接收患者，并提供患者信息及目前存在的病情和阳性体征。

沟通规范：“您好，我是 ×× 科的护士 ××，我们科有一位肺炎患者于下午 2 点转入贵科，女性，76 岁，其意识状态、生命体征、阳性体征等信息，出发前我们会再次给贵科打电话通知，如有变动随时电话联系，谢谢。”

（5）告知患者已做好转科的准备，协助患者及家属整理个人物品。

沟通规范：“××，您好，转科手续已为您办好了。还需要我帮您做什么吗？”

（6）根据患者情况评估转运分级，根据转运分级准备合适的转科工具（如轮椅、平车或病床）、药品、设备等。责任护士携带患者病历资料及相应物品陪同患者到达接收科室。与接诊护士做好患者交接，帮助患者认识接诊护士，并祝愿患者早日康复。

沟通规范：“××，这是 ×× 病区的护士 ××，您在这儿将进行下一步的治疗与护理，如有任何需要及帮助，也可随时联系我，祝您早日康复。”

### 3）延续服务

次日责任护士可线上或线下了解患者目前的状况；缓解患者及家属的不安及焦虑，更好地了解其在下一个科室的治疗及护理情况；同时可协助现责任护士提供相应的帮助，制订更全面的护理计划，保障患者得到最佳的护理措施。

## 十九 探视沟通服务标准

### 1）仪表环境

（1）医务人员仪表整洁，表情关切，态度和蔼问候患者家属，做到目光交流，提

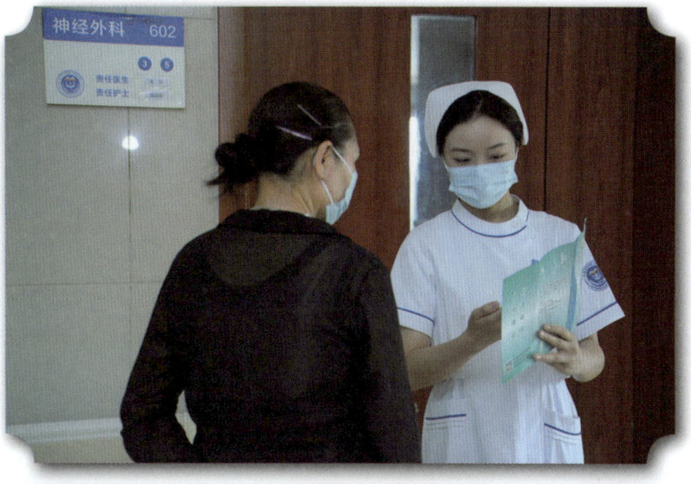


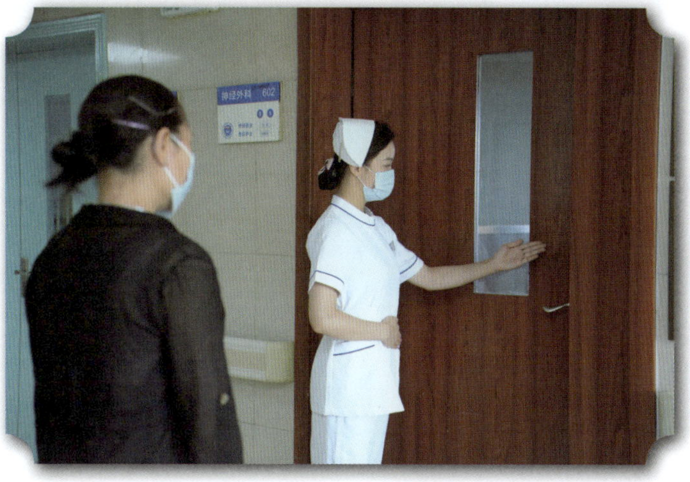

供隔离衣、鞋套、口罩、帽子。

沟通规范："您好，您是 ×× 的家属吗？近期是否感冒发烧？没有，这边请，请套上鞋套，戴好帽子、口罩，穿上隔离衣，进行手卫生，为保障患者的休息与治疗，探视期间尽量保持安静，谢谢。"（例如：监护室、隔离病房）。

（2）环境整洁，灯光柔和，监护病房抢救设备摆放有序，病床被褥整洁，患者体貌清洁。

## 2）沟通过程

（1）探视前所有主管医师及责任护士均在病床边，责任护士主动提供患者目前的病情状况(遇清醒患者，注意讲话方式和谈话地点的选择，让家属多多鼓励患者战胜病魔，配合治疗)。

沟通规范："××，患者目前神志清醒，但仍未脱离危险，还需进行一段时间的治疗和观察；心电监护上显示的是患者的呼吸、心跳、血压及血氧饱和度等生命体征

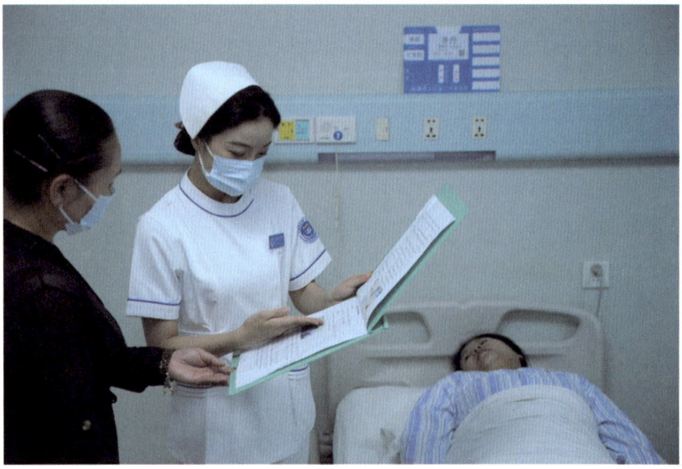

情况，我们会一直在床旁密切观察。”

（2）主管医师介绍目前采取的治疗措施。

沟通规范：“患者刚进行颅内手术，目前主要给予脱水降颅内压，止血、抗炎、护脑及对症支持治疗，目前的检查结果是……我们会根据病情变化，及时调整治疗方案，有任何病情变化，我们会积极处理并第一时间告知你们。看您这边还有什么不明白或需要咨询的吗？”

（3）探视结束后，将探视的帽子、口罩、鞋套放于生活垃圾袋内（如多耐药结核病患者家属探视后的用物，放在黄色垃圾袋内双层打包并做好标识，手卫生后离开病区）。

### 3）延续服务

告知患者家属科室的联系方式。

沟通规范：“××，您好，为了患者住院期间我们能及时联系到你们，需要提供两位以上直系亲属的电话号码，也请您记录下我们的电话号码，如果您有什么需要随时联系我们。如果患者需要什么或病情变化，我们也会第一时间联系您。”

## 二十 患者出院护理服务标准

### 1）仪表环境

（1）护士仪表整洁，衣帽整齐，佩戴胸牌，规范洗手。

（2）病房环境整洁，光线柔和，温度适宜。

### 2）服务过程

（1）轻敲房门后进入病房，见到患者时得体问候，保持目光接触，并告诉患者出院的信息。

沟通规范：“您好，我是护士××，请问您叫什么名字？让我查看一下您的手腕带

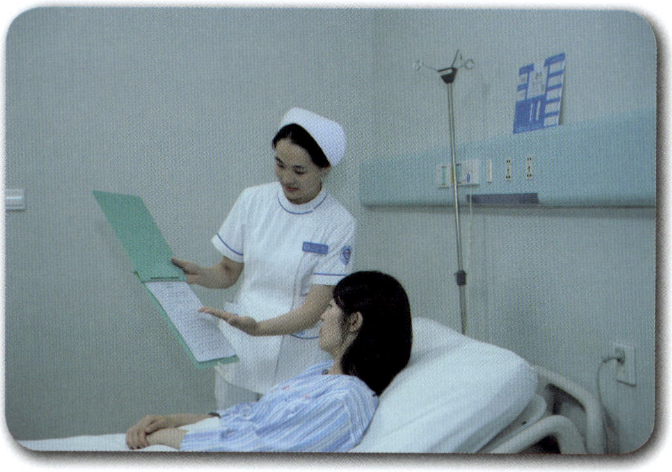

和床头卡（同时进行PDA扫描）。根据您的康复情况，医师查房后决定您可以出院了，真诚地祝愿您康复出院。我会尽快为您办理好相关的手续，如有什么需要请及时告诉我。”

（2）告知患者及家属结账时所需的资料（如预交款发票、医保卡等），以及结账的时间、地点。

（3）告知患者及家属出院后的注意事项，做好健康宣教。包括患者的饮食、活动与功能锻炼，出院带药用法、剂量及注意事项，门诊复诊时间。

沟通规范：“××，这是您的出院带药。这是卡托普利，降压药，每天2次，每次1片。每周需到当地诊所测量1次血压。这是出院记录，出院后的相关事项上面都有，您回家后可参考。第一次的复诊时间是×月×日，即下周×。请一定记住复诊时间。”（根据具体治疗情况指导患者正确用药并及时复诊）。

（4）再次确认出院后的注意事项，递上科室出院指导，并向患者及家属征求意见。

沟通规范：“××，为了持续改进我们的服务，请告诉我们住院期间您的体验，非常感谢您对我们工作的反馈。这是科室的出院指导卡，如有什么需要和疑问，可以拨打这个电话与我们联系，我们很愿意帮助您。”

### 3）延续服务

（1）为行动不便的患者提供轮椅或平车，并协助患者移动。

沟通规范：“我扶您上轮椅，好吗？”

（2）协助患者整理物品，再次提醒是否留有私人物品，帮助患者搬运物品，并送到电梯口。

沟通规范：“祝您康复出院，一路平安。”

（3）根据患者需求，帮助联系社区医院。

# 第四章　医技服务标准

## 一　预约登记服务标准

### 1）仪表环境

（1）医务人员仪容仪表规范，佩戴工牌；以友善的态度迎接患者及家属，注意与患者目光接触。

（2）候诊大厅保持地面干净，登记工作台清洁、整齐。

### 2）服务过程

（1）热情接待患者及家属，主动问候。

沟通规范：“您好，请把检查单、就诊卡和发票给我。”

（2）完成检查项目登记后，向患者说明检查地点和注意事项。

沟通规范：“××，您现在可以到2号机房等待拍片检查了，医师会叫您的名字。”

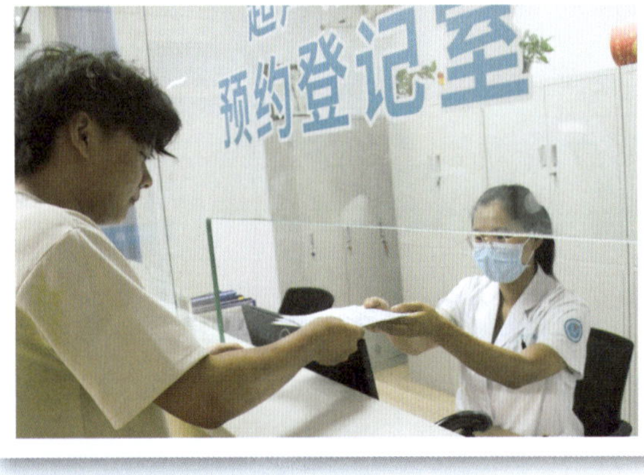


（3）对需要空腹检查的患者进行登记或预约检查时，要主动询问患者。

沟通规范：“××，您早上是否进食或者饮水？”

（4）确认其已经吃过早饭或有大量饮水后，对患者做出解释。

沟通规范：“××，您已经吃过早餐就不能做检查了，因为吃过饭检查会对您的诊断有影响。请您明天上午再来好吗？记住明天早上检查前不要吃饭、不要喝水。”

### 3）延续服务

（1）检查完毕后，主动告知患者取报告的时间及地点。

沟通规范："您的检查结果需要 × 小时才能出来，请您通过自助机扫码领取（或到登记窗口取报告）。"

（2）主动告知患者取到报告后的就诊流程。

沟通规范："××，请您拿好检查结果，回到原来的门诊（或急诊），交给为您看病的医师。"

（3）有条件的科室，应为患者提供检查报告邮寄服务。

# 二　影像检查服务标准

## 1　普通患者影像检查服务标准

### 1）仪表环境

（1）医技人员仪容仪表规范，佩戴工作牌及个人辐射剂量检测仪。以友善的态度迎接患者及家属，注意与患者目光接触。

（2）检查室整洁，地面干净，温度适宜，诊查床清洁。

### 2）服务过程

（1）确认患者及检查项目。

沟通规范："您好，请问您叫什么名字？您的出生年月日是？做××（部位）的检查吗？"

（2）向患者说明检查过程和注意事项。

沟通规范："请您把外套脱下来，因为太厚了（或有金属扣子），会影响诊断。"

（3）主动提供更衣设施，提醒有需要的患者选择；告知家属X线对人体有伤害，请其避开。

（4）根据不同检查类型和需要，选择使用合适的设备、照射条件、照射野及相应的防护用品。

（5）检查中需要患者屏气时，应耐心说明，必要时可以示范一遍，让患者模仿。

沟通规范："检查过程中我会让您屏住气，请您配合好，这样检查会更清楚，便于诊断。"

（6）向患者说明体位摆放要求。

沟通规范："请您保持姿势不要动，马上就好。"

### 3）延续服务

（1）检查完毕后，主动告知患者取报告的时间及地点。

沟通规范："××，请您×小时后到自助机扫码取报告。"

（2）提醒患者拿好随身物品，可以通过点头与目光交流，以示道别。

沟通规范："××，检查结束了，请您拿好随身物品，慢走。"

## 2 急诊患者影像检查服务标准

### 1）仪表环境

（1）医技人员仪容仪表规范，佩戴工牌及个人辐射剂量检测仪。以友善的态度迎接患者及家属，注意与患者目光接触。

（2）检查室整洁，地面干净，温度适宜，诊查床清洁。

### 2）服务过程

（1）执行急诊患者优先的原则，并向普通患者进行解释。

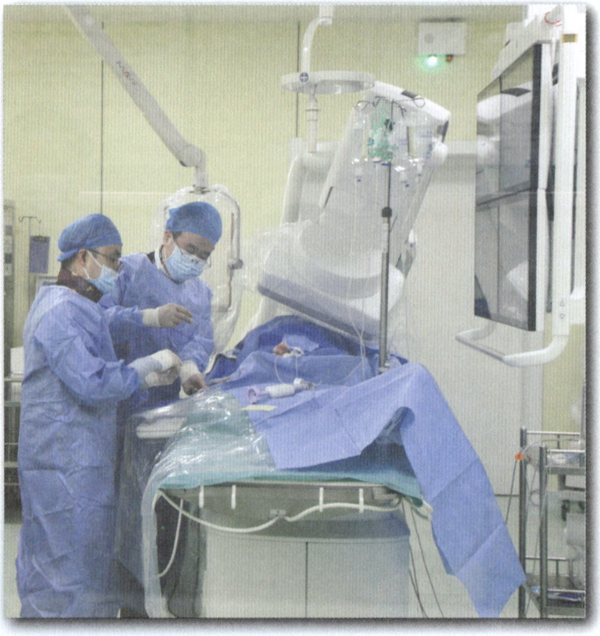

沟通规范："大家好，这是急诊抢救患者，我们需要优先为其检查，感谢你们的理解和配合。"

（2）快速确认患者及检查项目。

沟通规范："您好，请问您叫什么名字？您的出生年月日是？做××（部位）的检查吗？"

（3）简单说明检查过程和注意事项，协助患者取下佩戴的饰物及脱下带金属扣子的衣物等。

沟通规范："我帮您把外套脱下来，因为太厚了（或有金属扣子），会影响诊断。"

（4）根据不同检查类型和需要，选择使用合适的设备、照射条件、照射野及相应的防护用品。

（5）迅速帮助患者摆好体位，同时说明体位摆放要求。

沟通规范："请保持姿势不要动，马上就好。"

### 3）延续服务

（1）检查完毕后，主动告知患者或家属、陪同人员取报告的时间与地点。

沟通规范：“××，您的检查报告需要××分钟出来，请把患者送回急诊科，急诊医师会在电脑上看到报告；您可以到自助机扫码取报告，我们会尽快出具报告。”

（2）主动告知患者或家属、陪同人员取到报告后的就诊流程。

沟通规范：“这是您家人（朋友、同事）的检查报告，请您拿好，交给急诊科的医师。”

## 三　术中冰冻切片接诊服务标准

### 1）仪表环境

（1）医务人员仪容仪表规范，佩戴工作牌，主动服务。

（2）病理科环境干净整洁，冰冻设备定期保养，运行正常。

### 2）服务过程

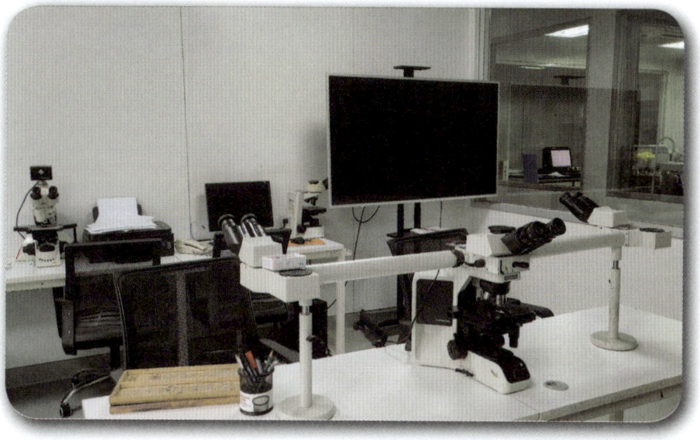

（1）患者手术前一天，科室将冰冻切片申请单和知情同意书送达病理科。

（2）病理医师及时通过查看电子病历或与主管医师沟通了解有关情况。

沟通规范：“您好，我是病理科医师××，您主管的12床患者××明天做冰冻切片吗？已做过哪些主要的辅助检查？临床诊断是什么？好，请您放心，我们会做好各项准备工作，保证冰冻切片顺利进行。”

（3）当病理标本送达病理科时，按急诊对待，如有特殊情况主动与手术医师沟通。

（4）病理医师阅片，出具报告。

（5）及时电话告知，同时将结果通过PACS发送到手术室。

沟通规范：“您好，我是病理科医师××，现将××病区××床××患者的冰冻结果发送过来，请注意查收，谢谢。”

（6）如果冰冻切片不能确定病变性质，应进一步向手术医师了解情况，仍不能明确时，及时与手术医师商榷进一步的处理措施，并要求手术医师将有关情况告知患者家属。

### 3）延续服务

手术后主动与手术医师联系，做好进一步的沟通。

## 四 门诊治疗服务标准

### 1）仪表环境

（1）医务人员仪容仪表规范，佩戴工作牌，主动问候患者并有目光接触。

沟通规范：“您好，我是医师 ××，请坐。请把您的门诊病历（就诊卡）给我。”

（2）治疗室环境整洁，温湿度适宜；治疗床单元及治疗巾清洁；治疗仪器定期保养、放置整齐、性能良好。

### 2）服务过程

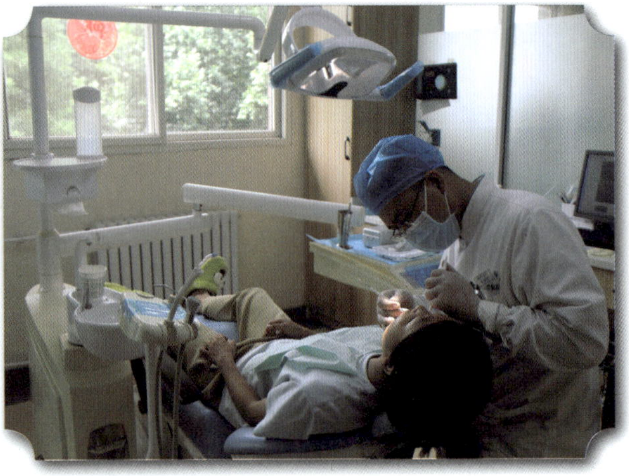

（1）认真询问病史，检查患者，仔细阅读 X 线、CT 片等。诊疗过程中应使用通俗易懂的语言，检查动作轻柔，协助患者脱衣、穿衣，及时拉好围帘。

沟通规范：“您哪里不舒服？请您放松，我帮您检查一下。”

（2）检查后，向患者告知病情、详细的治疗方案和注意事项。

沟通规范：“您的诊断是 ××，需要针灸、推拿、穴位注射及服用止痛药，10 次 1 个疗程，1 个疗程的费用是 ××。”

（3）治疗过程中，应及时与患者沟通并告知其治疗时间。

沟通规范：“现在我帮您扎针，有一点点疼。针下有酸胀感吗？现在我要连电针仪了，您会觉得针在轻轻地跳。这个强度您觉得合适吗？电针的治疗时间为 ×× 分钟。”

（4）提醒患者有任何不适需及时反馈。

沟通规范：“扎针时您如果有头晕、恶心、出汗、胸闷等不适，请及时告诉我。”

（5）当患者出现异常情况时，应立即解决并主动安慰。

沟通规范：“您刚才晕针了，我已经拔针。现在扶您躺下，请把双脚抬高，这样会舒服一点。”

### 3）延续服务

（1）首次治疗结束后，针对患者的情况进行健康教育。

沟通规范："我现在教您一套锻炼操，请您跟我做一遍，回家后每天锻炼 2 次，每次 20 分钟。"

（2）告知患者医师（或科室）的联系方式，鼓励患者打电话咨询，并定期回访，了解痊愈情况，提供健康指导，并祝愿患者早日康复！

# 五　内镜检查服务标准

## 1　内镜检查前服务标准

### 1）仪表环境

（1）预约护士仪容仪表规范，佩戴工作牌，主动问候并询问患者，面带微笑，保持目光接触。

沟通规范："××，您好，您做什么检查？请把检查单给我。"

（2）候诊大厅内保持整洁，光线柔和。

### 2）服务过程

（1）向患者详细询问，讲解检查前的注意事项及检查过程。

沟通规范："××，胃镜属于空腹检查，您是空腹吧？早上服用什么药物了吗？如果您有假牙，请先取出。胃镜插入时，会有一点恶心、咽喉部不适，请您不要紧张，尽量用鼻子深吸气，口水不要下咽。您大概需等待××分钟才能检查，请您先坐下来休息。"

（2）向电子结肠镜预约患者告知检查时间及检查前用药等注意事项。

沟通规范："××，请您在×月×日（星期×）下午来我们这里做结肠镜检查。检查前一天需要无渣饮食（不吃含纤维多的蔬菜，如青菜、芹菜等）。检查当天空腹，早上 8 点将 1 包复方聚乙二醇电解质散溶解于 1000 ml 温水里缓慢喝下，9 点再服 1 包（方法同前），服药后多活动促进排便，呈清水便最佳。"

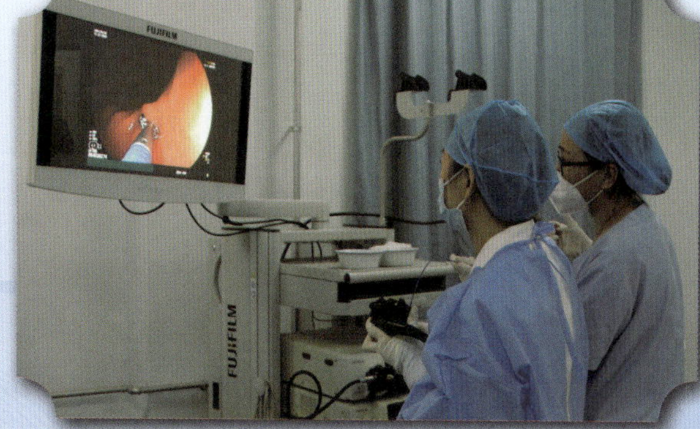


（3）向电子支气管镜预约患者告知检查时间及注意事项，写好相应的预约单及注意事项凭条，交给患者，嘱咐患者保管好。

沟通规范："××，请您在×月×日（星期×）上午到新住院楼七楼做支气管镜检查。检查前一天

22 点以后禁食、禁水。来医院检查时，请携带病历及近 2 周的胸部 CT 片、血细胞分析、凝血检查、血型、传染病八项、心电图检查结果。请您让家属陪同检查。”

### 3）延续服务

（1）主动告知患者科室的联系方式，如有不明白之处，可打电话咨询。

（2）预约护士应注意观察候诊大厅患者的情况，如发现特殊情况应及时采取措施。

（3）告知患者取报告的时间及就诊流程。

沟通规范：“××，检查结束后 ×× 分钟内，请您来我科室取报告。拿到报告后，将报告单交给您之前就诊的门诊医师。”

（4）患者预约后，如有特殊原因不能前来做检查，提醒患者提前联系，并重新预约。

## 2 内镜检查后服务标准

### 1）仪表环境

（1）医务人员仪容仪表规范，佩戴工作牌，得体问候患者，面带微笑并保持目光接触。

沟通规范：“××，您的检查已经做完了，请起来吧（一边扶起患者）。”

（2）诊室内保持整洁，光线柔和。

### 2）服务过程

（1）向胃镜检查后的患者告知相关注意事项。

沟通规范：“××，胃镜刚做完，您的咽喉部会有发麻感，约半小时后会自行消失，不需要特别处理。检查后一个半小时才能进食，首餐流食（稀饭）或半流食（面条）。您今天做的是无痛胃镜，请您 24 小时内不要驾车和高空作业。”

（2）向支气管镜检查后患者告知相关注意事项。

沟通规范：“××，请在候诊厅内休息 15 分钟，如有不适请及时告诉我们。检查后 3 小时才能进食，如果有少量的痰中带血，请不要紧张。如果出现咳嗽咳痰加重，胸闷气促，请及时来院就诊。”

### 3）延续服务

（1）告知患者取报告的时间及就诊流程。

沟通规范：“××，检查结束后 30 分钟内出报告，您拿到报告后，将报告单交给您之前就诊的门诊医师，您走好。”

（2）告知患者相关检查科室的联系方式，如有疑问或出现不适时，可打电话咨询。

# 六　超声检查服务标准

## 1）仪表环境

（1）医务人员仪容仪表规范，佩戴工作牌，真诚接待患者及陪同人员，保持目光接触，必要时起身到门口迎接。

（2）诊室内整洁，物品摆放有序，室温适宜；检查床单元洁净；设备定期保养，无污迹。

## 2）服务过程

（1）核对超声申请单及患者信息；根据检查项目需要采取合适的体位，暴露相关部位；告知患者检查时的注意事项，如深吸气后屏气等，以消除患者紧张情绪。

沟通规范："××，您好，请躺到检查床上，由我给您做检查。有什么不舒服的？最近感觉怎么不好？做过哪些检查？"

（2）男医师为女性患者检查，需要暴露特殊部位时，应有女性医务人员在场并做好隐私保护措施，如拉好围帘、屏风等。

（3）解释本次超声检查的结果，特殊病情说话语气要委婉，注意方式，避免对患者造成刺激。

沟通规范："根据现在 B 超检查的情况，您的 ×× 部位有 ×× 情况，具体诊治方法请与您的主治医师联系。"

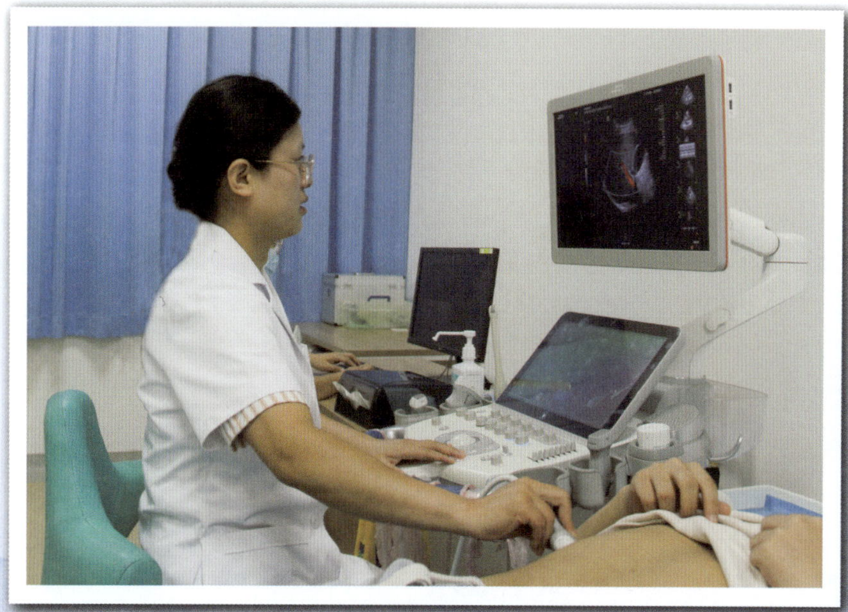

### 3）延续服务

（1）检查结束时为患者递上揩拭用纸，告知其等待报告的时间和地点。

沟通规范：“××，您的检查已经完成，请把身上的耦合剂擦拭干净，先在门口等候，大约××分钟后可以拿报告。”

（2）工作人员双手将报告单递到患者手中，告知患者联系电话。

## 七　检查设备故障服务标准

### 1）仪表环境

（1）工作人员仪容仪表规范，佩戴工作牌，态度亲切，面带微笑，用柔和的语气向患者解释，使患者及家属感知到医务人员的关心和重视。

（2）候诊大厅及检查室干净整洁，温湿度适宜。

### 2）服务过程

（1）立即向患者解释，并表示歉意。

沟通规范：“您好，很抱歉，现在机器出现故障，暂时不能检查了，我们正在排查故障原因，请稍等。”

（2）迅速检查仪器，排除操作不当等原因，立即打电话联系设备科进行维修。

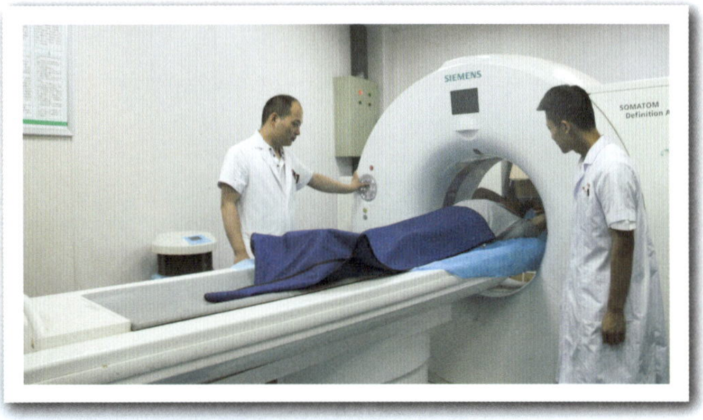


（3）科室如有替代设备时，及时与患者及家属协商。

沟通规范：“××，这台设备出了故障，请您到隔壁去做检查，可以吗？”

（4）如患者病情稳定，设备维修时间较长，当天不能继续检查时，应与其说明情况并留下联系方式，告知后续安排。

沟通规范：“××，设备出了故障，今天不能检查了，请留下您的联系电话，设备修好后，我们会及时通知您。您也可以打电话询问。”

（5）如果患者病情危重，急需检查时，立即与临床医师沟通，是否可以用其他检查替代。

（6）本院设备故障，患者强烈要求短时间内检查，而医院没有其他设备的替代方法，应与患者及家属协商前往临近医院就诊并主动负责联系。

沟通规范：“××医院的设备可以检查，如果您愿意，我们现在帮您联系。”

### 3）延续服务

（1）请患者及家属等待，并提供饮水。

（2）帮助需要转院检查的患者及家属联系医院及车辆。

（3）危重患者由主管医师、责任护士陪同到外院完成检查。

## 八　药房服务标准

### 1　门诊药房服务标准

### 1）仪表环境

（1）药师仪容仪表规范，佩戴工作牌上岗，关切地问候患者，保持目光接触。

（2）药房内整齐干净，药品摆放有序；工作窗口整洁、明亮。

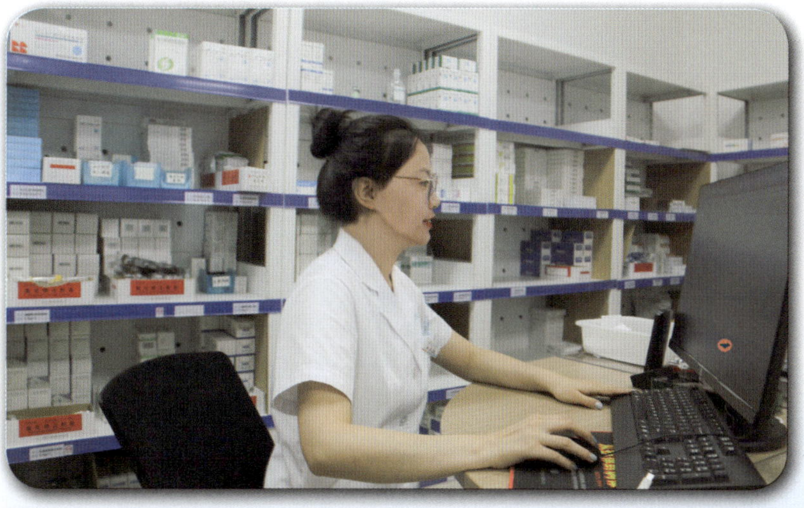

### 2）服务过程

（1）主动热情接待取药者，并对患者进行身份识别。

沟通规范：“您好，请把处方给我，您是 ××，对吧？”

（2）发药前药师应认真审核处方，发药时要粘贴药品用法用量标签，并交代服用方法及注意事项。

沟通规范：“××，如果服药后有什么不适，请您打电话与我们联系。我建议您在服药前再仔细看看说明书。我说明白了吗？您的药配齐了，请您按时服药。”

（3）发现处方有疑问时，请患者稍等，同时表示歉意，药师与处方医师沟通后，纠正或确认无误后再发药。

（4）当患者对调剂的药品有异议时，药师应耐心接待，如调剂确有问题，应向患者道歉，采取相应的服务补救措施，直至患者谅解；如果是患者原因，也应表示谅解。

沟通规范：“请您稍等，我再仔细复查一遍。”“对不起，我立刻纠正。”

### 3）延续服务

（1）如果患者用药后出现不适或其他原因需要退药时，药师应耐心解释医院的退药规定及流程。

（2）对抱小孩或残疾患者应将药品装好后递到手中。

（3）告知患者药房的联系方式。

沟通规范：“药品包装袋和用法标签上都有我们的联系电话，您在用药过程中有任何问题可随时打电话询问。”

（4）如果患者有用药咨询需求的，咨询药师应向患者提供详细的咨询服务，并做好咨询记录。

## 2 药房送药服务标准

### 1）仪表环境

（1）工作人员仪容仪表规范，佩戴工作牌上岗。

（2）药房干净整洁，药品摆放有序；送药车洁净，定期保养。

### 2）服务过程

（1）药师接到病区调配药品的电话，应认真回复。

沟通规范：“您好，我是住院药房××，您发送的医嘱信息已收到，我们尽快核对、发药，并尽快配送，请稍等。”

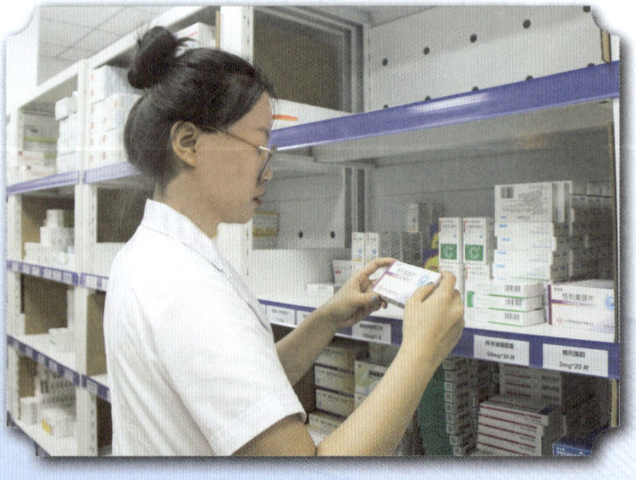

（2）送药工将调配齐全的药品送到各个病区，并告知病区护士。

沟通规范：“您好，你们科室的药品已送到，请及时查收核对，谢谢！”

（3）护士查收核对药品时，发现实物与发药单不相符，致电药房，药房人员应做出回复；通过查询发药人和核对人，查找具体原因，及时电话回复。如果是急用药品，药房可先借给病区，再查找原因。

（4）当某种药品断货时，要向医务人员解释断货原因，同时提出合理建议，告知目前有无可替代药品。

## 九　检验窗口采血服务标准

### 1）仪表环境

（1）工作人员仪容仪表规范，佩戴工作牌上岗，面带微笑，以亲切的方式迎接患者及家属，保持与患者目光接触，主动问候。

沟通规范：“您好，请把您的检验单和发票交给我！”

（2）检验科内部及窗口清洁卫生；室内整洁，设备摆放有序。

### 2）诊查过程

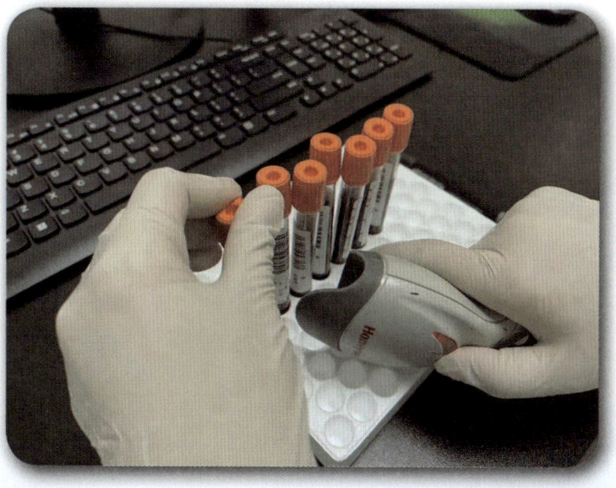

（1）对患者进行身份识别，核对检验项目；向患者告知采血目的及采血量，让患者选择采血部位；采血过程中分散患者注意力，减轻疼痛和恐惧。

沟通规范：“××，您做的是肝功能化验，需要采 4 ml 血，请您不要怕。您希望在哪侧胳膊采血？”

（2）告知患者对采血点的按压方法和时间。

沟通规范：“××，采血完成了，请您用手按压住这个地方，不要揉搓，5 分钟后将棉球放在黄色垃圾桶里，谢谢您的配合！”

（3）急诊或危重患者需要到现场采血时，应积极配合，及时完成床旁采血。

### 3）延续服务

（1）标本采集完毕后，告知患者等待检验报告的时间。

沟通规范：“××，您做的是××化验，××时间后可以在自助机扫码获取检验报告，取完报告后找您就诊的门诊医生，我说明白了吗？”

（2）如果患者没有时间等待检验结果，可以告知患者检验科电话，也可以登记患者的联系电话。结果出来后第一时间打电话告知患者。

## 十 体检服务标准

### 1 体检接诊服务标准

#### 1）仪表环境

（1）工作人员仪容仪表规范，佩戴工作牌，精神状态良好，面带微笑，与体检者目光接触，主动热情问候。

（2）体检中心环境洁净、舒适。

#### 2）服务过程

（1）主动询问体检者需求，认真倾听体检者对身体状况的描述、体检项目及费用。

沟通规范："您好，请坐，我是 ××，请问您是来体检的吗？请问您有什么不适吗？一般体检还是全面体检？对费用有要求吗？"

（2）详细讲解体检项目的意义，使体检者了解体检项目的作用，愉快接受推荐的体检项目。

沟通规范："我已基本了解您的情况和要求，下面请您选择体检项目。"

（3）体检者选好体检项目后，工作人员应复述一遍并请确认缴费流程。

沟通规范："您的体检项目是 ××，请您先到收费处缴费，我给您开检查单。"缴费后对体检者说："您好，这是您的检查单，请您到 ×× 楼检查 ××。"

（4）告知体检者需要预约的项目（如 MRI）及注意事项。

沟通规范："请您到 ×× 楼 ×× 层影像科进行预约 ××。"

#### 3）延续服务

（1）体检者指定套餐时，工作人员应做出分析，是否符合其实际状况。如有补充，应做出说明，体检者接受建议后，再进行增减项目。

（2）对于费用额度有限定时，推荐相应项目；对于费用额度无限制者，工作人员应全面考虑，避免漏检。

（3）对于推荐的项目体检者不能接受时，工作人员应礼貌回应。

沟通规范："好的，尊重您的选择。"

## 2 检查服务标准

### 1）仪表环境

（1）工作人员仪容仪表规范，佩戴工作牌；态度亲切，面带微笑，语气和缓，语调亲切，使体检者能够听清楚；适时进行目光接触。

（2）体检中心环境洁净、舒适。

### 2）服务过程

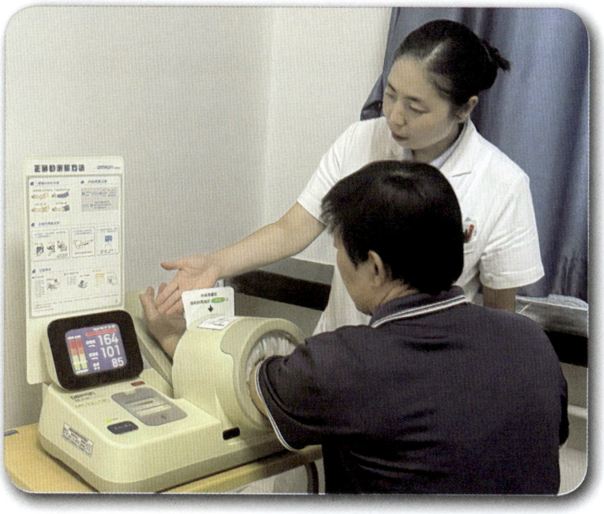

（1）热情、详细地向体检者介绍体检项目及要求。

沟通规范："您好，我为您讲解体检程序及注意事项。"

（2）介绍结束后再次询问体检者是否清楚。

沟通规范："不知道我讲清楚没有？有不明白的地方，请随时与我们沟通。"

（3）告知体检者，体检前3天清淡饮食，体检当天早晨空腹前往体检中心，但需要随身携带长期规律服用的药物。

（4）告知体检者，需要空腹做的检查，如抽血化验，肝、胆、胰、脾B超等。空腹要求为前一天晚上8点后不能进食、饮水。

（5）肾上腺、输尿管、双肾、膀胱、前列腺等B超，须膀胱充盈，告知体检者起床后不排小便，有尿急感后才能检查。

（6）告知女性体检者月经期不能检查的项目，如尿液、妇科检查等。妇科检查前排空尿液。

（7）心电图检查应安静休息5~10分钟。

（8）检查顺序：先空腹做抽血化验，肝、胆、脾B超检查；再做$^{13}C$-尿素呼气检查；然后进食检查其他项目。

（9）所有检查项目结束后，将体检表交至体检科，工作人员告知领取体检报告的具体时间。

（10）对团队体检者需提前开好检查单，由单位分发书面的检查注意事项和流程，告知检查前仔细阅读。

（11）对于特殊患者，安排专人陪同。

### 3）延续服务

（1）向体检者提供水及早餐。

（2）糖尿病体检者优先做空腹检查，以免等候时间过长出现低血糖。

（3）特殊人群优先检查。

（4）为体检者邮寄体检报告。

（5）团体体检结束后安排体检报告集体答疑。

# 第五章 支持保障服务标准

## 一 收费处服务标准

### 1）仪表环境

（1）工作人员着装整洁，佩戴工作牌；亲切地迎接患者及家属，微笑并得体地问候，保持目光接触。

（2）工作环境清洁整齐、物品摆放有序。

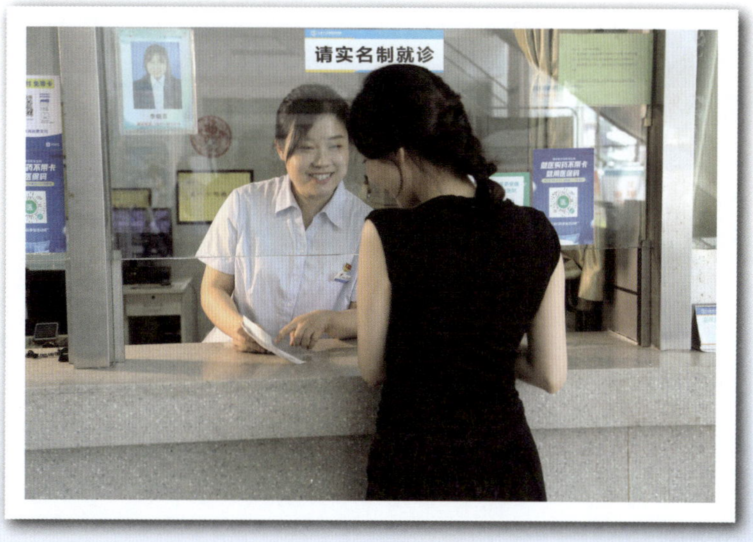


### 2）服务过程

（1）告知患者出示身份证或就诊卡。

沟通规范："您好！请问您有就诊卡吗？带身份证或医保卡了吗？请把就诊卡给我。"无就诊卡的患者，"请先在窗口排队或在自助机办理就诊卡。"未带证件的患者，"请提供您的身份证号。"

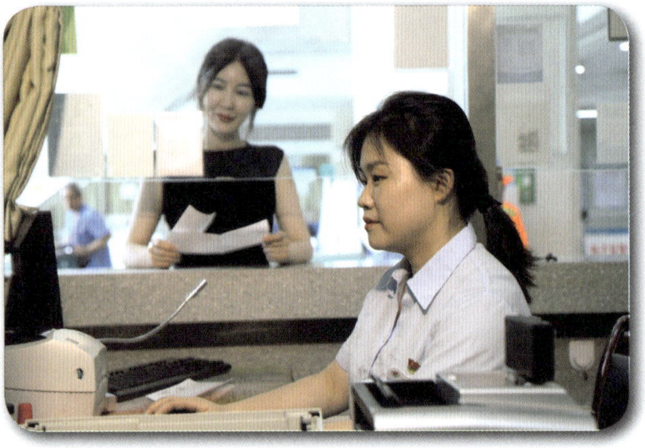

（2）核对患者信息，避免出现错误。

沟通规范："您叫 ×× 对吗？电话尾号是 ×× 吗？"

（3）询问患者挂号信息。

沟通规范："您好，请问挂什么科或什么专家号？"

（4）详细地向患者说明交费的内容及金额。

沟通规范："您的费用共 ×× 元。您用哪种方式支付？医保卡、微信、支付宝，还是现金？收您 ×× 元，找您 ×× 元，这是您的收款凭证、就诊卡、身份证、医保卡，请收好。"

（5）指引患者前往相应地点。

沟通规范："您可以去 ×× 科做检查了，×× 科在 ×× 楼，您慢走。"

### 3）延续服务

（1）当挂号排队超过 10 人，应对后面的排队人员表示歉意。

沟通规范："对不起，让您久等了。"

（2）交费发现费用不够时，如患者住处离医院比较近，可以让患者先回家拿取。

（3）如果患者缴费时发现医生开的处方没确认，应向患者说明情况并表示歉意。

沟通规范："抱歉！医师给您开的处方可能没确认，我现在马上帮您联系，请稍等！"

## 二 住院处服务标准

### 1）仪表环境

（1）工作人员着装整洁，佩戴工作牌；亲切地迎接患者及家属，微笑并得体地问候，保持目光接触。

（2）工作环境清洁整齐，物品摆放有序。

### 2）服务过程

（1）主动热情询问患者，告知出示入院证。

沟通规范："您好！请将您的住院证、就诊卡给我。"

（2）询问患者是否参加医疗保险、社保卡密码业务是否开通。

沟通规范：“请问您是医保患者吗？请把医保（社保）卡、住院证给我，我为您进行登记。请您保管好您的医保（社保）卡，出院结账时还需配合密码使用。”

（3）详细地向患者说明押金收取和退还方式。

沟通规范：“请您交住院预交款押金 ×× 元。收您 ×× 元，这是您的押金收据，请保管好，出院结账时请带来。”

（4）告知患者前往住院地点。

沟通规范：“您的入院手续已办好，×× 科在 ×× 楼，您慢走！”

（5）续交预交款时。

沟通规范：“您好，请告诉我您的住院号，请收好您的押金收据。”

### 3）延续服务

（1）如遇患者预交款不够：“请您通知您的家属或朋友前来交款，行吗？”

（2）如遇急需抢救治疗的患者，立刻开通绿色通道，先入院后交费。

（3）如遇社保卡密码不对需修改：“您好，请您携带身份证、社保卡到就近的市民中心，社保卡业务办理窗口修改。”

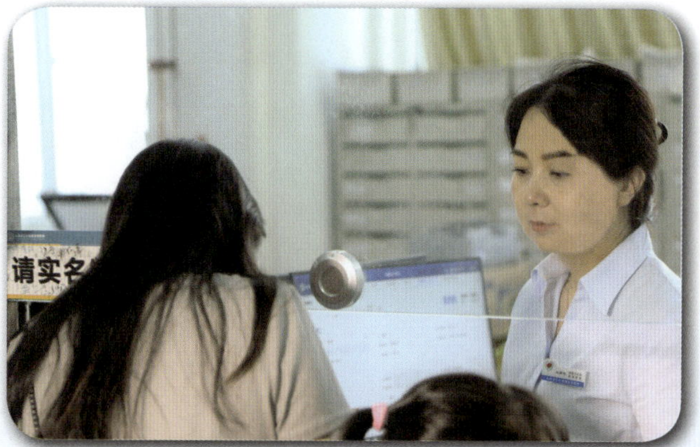


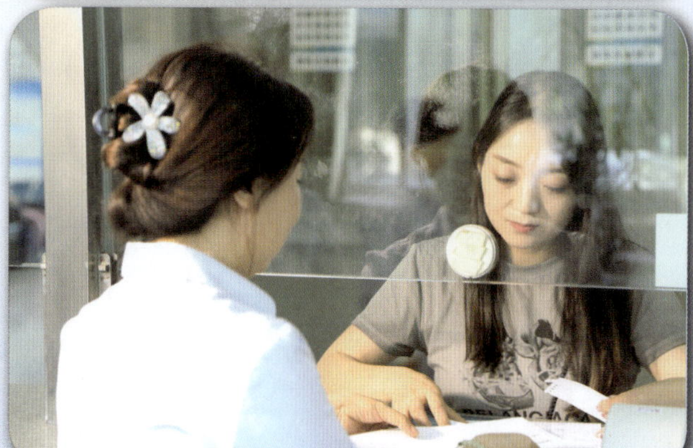

## 三 餐饮服务标准

### 1）仪表环境

（1）配餐员工作服洁净，戴手套、口罩、帽子，佩戴工作牌，精神饱满。餐厅环境整洁，物品摆放有序；餐车、餐具洁净；菜肴卫生，色香味俱全。

（2）每天上班前整理着装及仪容仪表，每次送餐完毕清洗消毒，下班前各种工具必须摆放整齐。

### 2）服务过程

（1）送餐至病室门口，微笑并称呼得体。保持目光接触。饭菜较烫时，提醒患者并主动帮其放置，移动患者床头柜上的物品时提前沟通并轻拿轻放。

沟通规范：“您好，用餐时间到了，这是您的普通饮食（糖尿病饮食）。”

（2）如饭菜不小心掉到地上，向患者及家属表示歉意。

沟通规范：“非常抱歉，我们马上清理，稍后给您重新送来新的饭菜。”

### 3）延续服务

（1）新入院患者未带餐具时，予以提供一次性餐具。

沟通规范：“这是您的餐具，祝您用餐愉快。”

（2）新入院患者未订餐，或只订了一份餐但需要两份。

沟通规范：“我们是按预订送餐的，稍后我再给您送一份，行吗？”

（3）当发现餐饮中有异物时：“非常抱歉，我为您重新换份餐。”

（4）如患者没有陪护，及时将饭菜送到患者床头。移动患者床头柜上的物品时提前沟通并轻拿轻放。

沟通规范：“您好，这是您的餐，请及时用餐以免餐凉。”

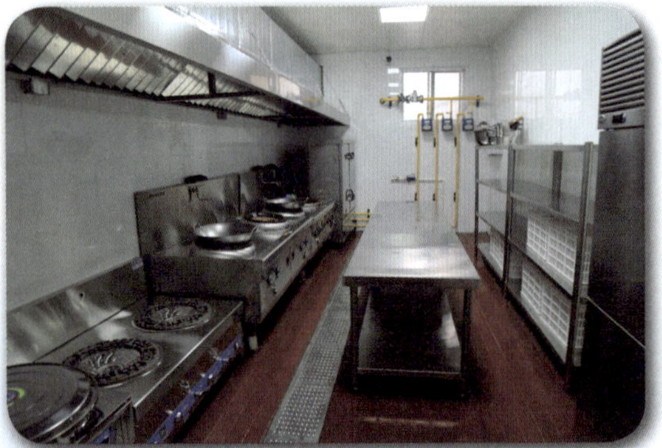

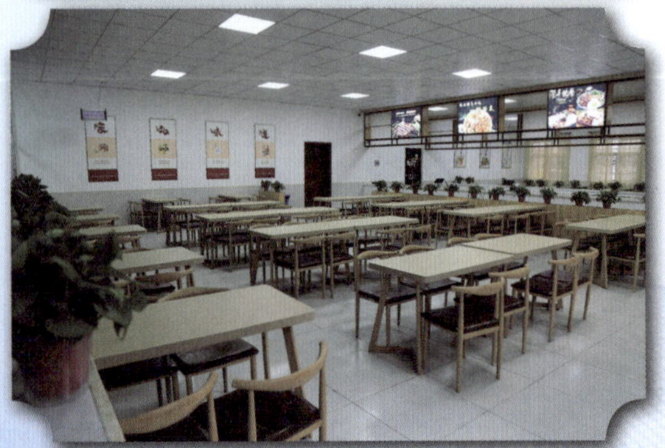

（5）根据患者需求提供特殊饮食，如胆囊造影的高脂肪餐等。

## 四　设备维修服务标准

### 1）仪表环境

（1）工作服整洁，佩戴工作牌；主动热情提供服务。

（2）工具准备齐全并保持干净，动作轻巧娴熟。

### 2）服务过程

（1）维修人员进入科室，微笑得体地向报修科室人员核实故障设备、设施。

沟通规范：“您好，护士长，我是医院设备科 ××，刚才接到维修电话，科室 ×× 出现故障需要维修，对吗？”

（2）如需维修病房内设备，进入病房时应与患者或家属有目光接触并礼貌沟通。

沟通规范：“您好，我是医院设备科的维修人员，您使用的 ×× 设备发生故障了，我来帮您维修一下。”

（3）维修完毕后应将现场清理干净，请科室负责人员验收，并告知故障原因、注意事项及日常维护知识。

沟通规范：“您好，您科室的 ×× 已修好，请您进行查验。平时按规范流程操作，并做好日常维护。”

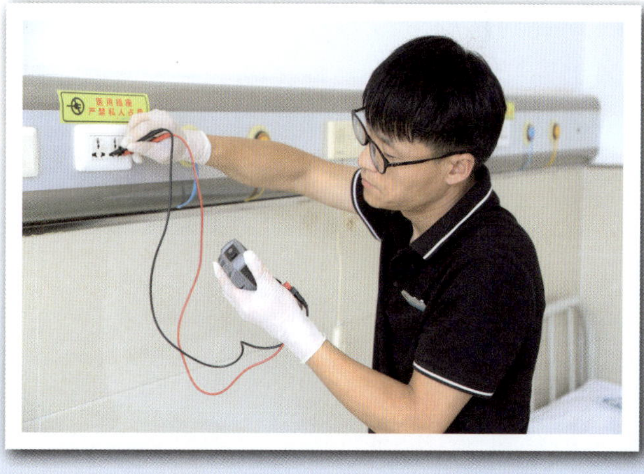

（4）检查故障原因后，如果维修零件暂时没有，或技术上暂时解决不了时，应及时告知科室负责人或护士长，并将处理结果及时地反馈给科室。

沟通规范：“不好意思，发生故障的配件现在暂时没有，或需请厂家过来解决，我们会尽快购置配件或与厂家联系的。”

### 3）延续服务

（1）为了患者安全，及时更换损坏物品。

（2）准备好一定数量的配件，方便维修使用。

（3）特殊设备做好应急调配。

## 五　保洁服务标准

### 1）仪表环境

（1）工作人员仪表整洁大方，统一着装，佩戴工作牌。

（2）工具准备齐全并保持干净，动作轻巧娴熟。工具每次使用完毕清洗消毒，下班前必须摆放整齐。

### 2）服务过程

（1）敲门后进入病房，微笑得体地问候患者，并保持目光接触。

沟通规范：“您好，打扰了，我来打扫房间。您还有什么其他需求吗？”

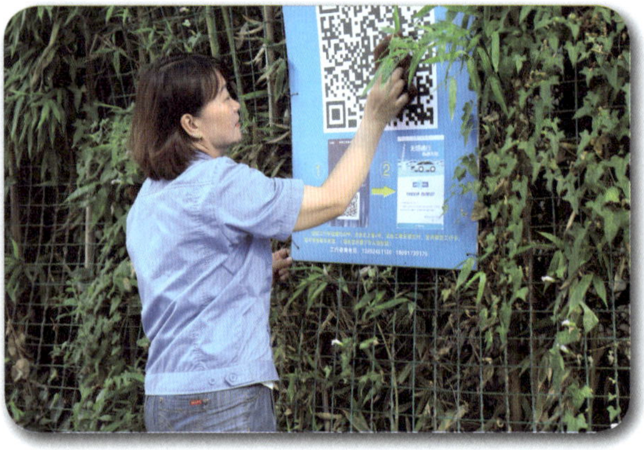

（2）为患者擦床头柜、床时，应向患者做好必要的解释。

沟通规范：“您好，这块毛巾是消毒毛巾，请您放心。为了方便清洁，请您配合一下，收好您的陪人椅，谢谢合作。”移动患者床头柜上的物品时提前沟通并轻拿轻放。如有垃圾时可主动询问：“您这些不需要的物品需要我帮您扔掉吗？”

（3）如果患者不方便时，礼貌表示歉意并离开。

沟通规范：“对不起，打扰了，要是现在不方便等一会我再来。”

### 3）延续服务

（1）如果遇到患者需要帮助时主动询问并提供帮助。

沟通规范：“我能帮您吗？需要我扶您吗？”

（2）询问患者或家属打扫卫生的时机。

沟通规范：“您认为我什么时间来打扫卫生更合适？需要打扫时随时可以叫我。”

## 六　投诉处理服务标准

### 1）仪表环境

（1）工作人员仪表整洁，佩戴工作牌，表情自然，精神饱满，目光平视对方，得体接待患者。

（2）接待环境整洁、安静。

### 2）服务过程

（1）礼貌接待投诉人，态度和蔼，安抚患者情绪。

沟通规范：“您好，有什么事？请坐下慢慢说，我先给您倒杯水。您反映的问题我记录一下。”

（2）诚恳听取投诉人反映事件，如实记录，记录完毕后请投诉人阅览并签字。

沟通规范：“您看一下我记录的内容，还有需要补充的内容吗？如果没有，麻烦您签字。对于您反映的问题，我们将及时了解情况，处理结果将在 3 ~ 5 个工作日内向您做出答复，请您耐心等待。”

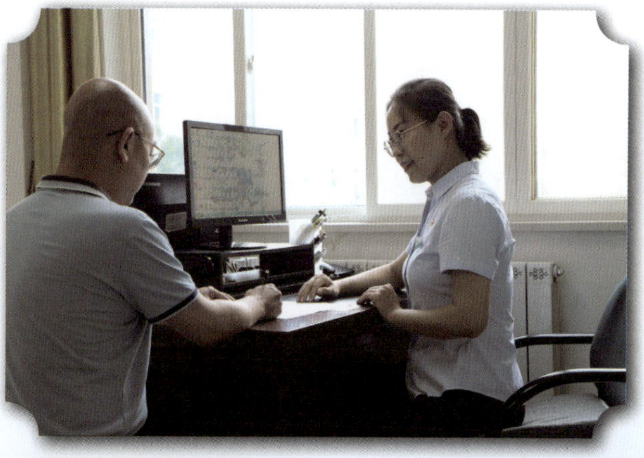

（3）表示同理心，诚恳的道歉，对患者表示关怀。

沟通规范：“请您不要着急，我非常理解您的心情，我们一定会竭尽全力为您解决的。对于您此次就医产生的不良感受，我代表医院对您致以诚恳的道歉。请放心，我们会负责处理好这件事。祝患者早日康复，若有什么困难请及时联系我们，我们将给予您最大的帮助。”

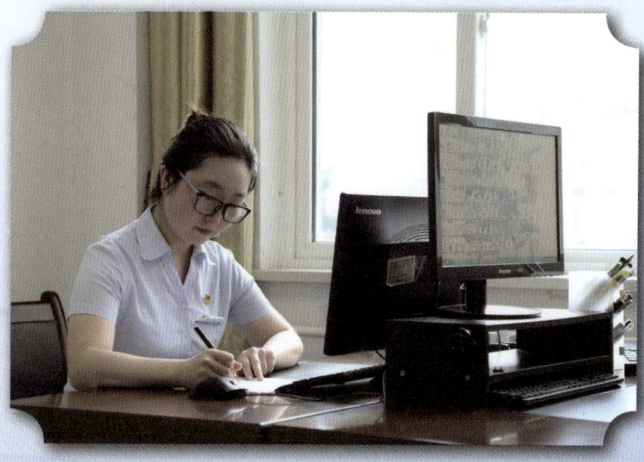

（4）能够当场协调处理的，接待投诉的部门、科室工作人员应当积极主动，尽量当场协调解决，并将投诉及处理情况反馈给投诉管理部门。

沟通规范："您好，给您带来的不便实在非常抱歉，如果我是您的话，我也会很生气的，请您先消消气，给我几分钟时间，给您解释一下这个原因，可以吗？"

（5）对于无法当场协调处理的，应当主动将患者带至投诉管理部门［含投诉管理专（兼）职人员，下同］。患者不愿到投诉管理部门投诉的，应当先做好解释疏导和投诉记录，主动告知其合法解决流程和途径，并及时将投诉意见转至投诉管理部门。

沟通规范："实在抱歉，我会把这件事转达给相关部门或我的上级，让他们帮您解决，好吗？"

（6）事实不清、责任不明时。

沟通规范："很抱歉发生了这种情况，您反映的问题我已经记录下来了，让我先了解一下情况再给您答复，这样可以吗？"

（7）患者不满意但不追究时。

沟通规范："谢谢您的理解和支持，您的建议非常好，我们将不断改进服务，让您满意"。

## 3）延续服务

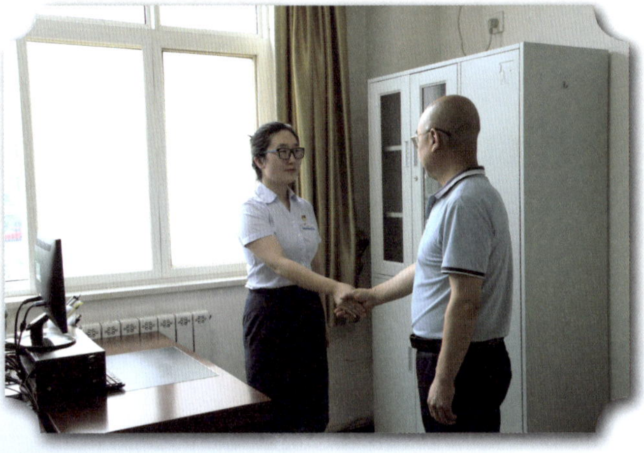

（1）如果现场能解决必须立刻解决，如地面有污渍等。

沟通规范："感谢您对我院的工作提供宝贵的意见和建议，我们马上处理。"

（2）如需要其他部门配合。

沟通规范："我已经跟负责人联系，他们会在 ×× 时间内来处理这件事。"

（3）解释弥补方案，并确认对方满意。

沟通规范："我们这样做您看行吗？您对我们的工作还有什么意见或建议？"

（4）履行承诺，按时限要求给患者答复，陈述事件实情，告知处理结果，并征求患者对处理结果是否满意。

沟通规范："您对此事的处理结果满意吗？感谢您对我们工作的理解。后期若有其他问题，请打此电话与我们联系，我们将会持续为您提供服务。"

# 七 申领物品服务标准

## 1）仪表环境

（1）工作人员仪表端庄，佩戴工作牌；热情接待前来领取物品的人员，保持目光接触，微笑服务。

（2）室内环境整洁，物品摆放有序，库存量适宜。

## 2）服务过程

（1）根据出库单，准备好物品，与科室进行交接。

沟通规范：“您好，这是你们科室本次领取的物品和出库单，请清点。”

（2）某些物品需领导审批后才能领用的，应耐心地告知有关审批手续。

沟通规范：“您好，您要领取的物品需要领导审批，审批通过后前来领取。”

（3）因缺货不能满足需求时应做好耐心解释。

沟通规范：“您所需的物品库房暂时缺货，我会告知采购部门，到货后及时通知您，行吗？”

## 3）延续服务

（1）及时做好下送科室物品交接

（2）定期征求使用科室意见和建议，进行持续改进。

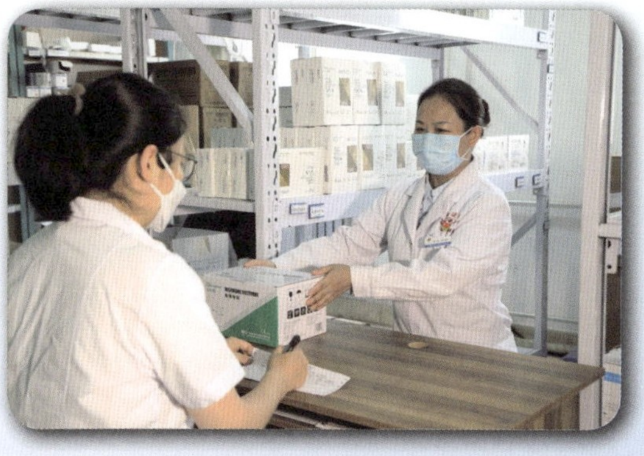

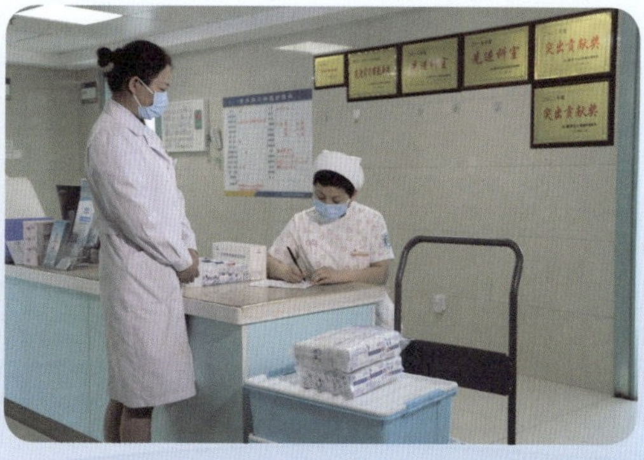

## 参 考 文 献

[1] 张志刚，吴冉，王书霞．安全核查流程在手术室的应用效果探讨 [J]. 护理实践与研究，2012,9(17):136−137.

[2] 龚亚红，王维嘉，于春华，等．麻醉住院医师的术前访视现状及培训 [J]. 基础医学与临床，2017，37(08):1202−1205.

[3] Girish P Joshi, Basem B Abdelmalak, Wade A Weigel, et.2023 American Society of Anesthesiologists Practice Guidelines for Preoperative Fasting: Carbohydrate−containing Clear Liquids with or without Protein， Chewing Gum， and Pediatric Fasting Duration−A Modular Update of the 2017 American Society of Anesthesiologists Practice Guidelines for Preoperative Fasting.Anesthesiology. 2023 Feb 1;138(2):132−151.

[4] 陈玲．手术室设备温度，湿度故障案例及安全性管理 [J]. 临床普外科电子杂志，2020，8(4):3129.

[5] 陈娅，李红霞．术前准备在手术室护理工作中的应用 [J]. 人人健康，2023(19):95.

[6] 李克军．麻醉知情同意书的签署 [J]. 现代医药卫生，26(20):3187−3189.

[7] 蒋月华．手术室中预见性护理的重要性 [J]. 幸福家庭，2021(4):110−111.

[8] 董海静，侯晓群，刘静，等．规范术前禁饮食对降低手术患者应激风险的探讨 [J]. 中国急救复苏与灾害医学杂志，2020，15(09):1103−1106.